Markus/Hoffmann

SOS aus dem Innenohr

Dr. Michèle Markus / Alexander Hoffmann

SOS
aus dem Innenohr

Das heimtückische Ohrenrauschen.
Hilfe bei Tinnitus

Ratgeber Ehrenwirth

Die Deutsche Bibliothek – CIP-Einheitsaufnahme

Markus, Michèle:
SOS aus dem Innenohr : das heimtückische Ohrenrauschen ;
Hilfe bei Tinnitus / Michèle Markus / Alexander Hoffmann . –
3. Aufl. – München : Ehrenwirth, 1995
(Ratgeber Ehrenwirth)
ISBN 3-431-03360-1
NE: Hoffmann, Alexander:

Bildquellennachweis: Fördergemeinschaft Gutes Hören, S. 30 u. 71 unten,
Starkey Laboratories, S. 15 u. 71 oben. Sauter AG, S. 83.

ISBN 3-431-03360-1

Umschlag: Rainald Schwarz, München
Umschlagfoto: Bildagentur Mauritius, Mittenwald
Satz: ew print & medien service g.m.b.h., Würzburg
Druck: Landesverlag, Linz
Printed in Austria

Inhalt

Vorwort

Funktionsstörungen des Ohres äußern sich durch Schwerhörigkeit, Ohrenrauschen oder Ohrdruck. Diese Symptome können schleichend oder plötzlich auftreten. Die Ursachen dieser Funktionsstörungen sind leider bis heute in vielen Fällen unbekannt. Nur bei ungefähr 30% der Betroffenen kann eine genaue Ursache wie zum Beispiel Lärm, eine Infektion oder ein Akustikneurinom ferstgestellt werden. In den anderen Fällen, vor allem bei plötzlich auftretenden Beschwerden, vermuten wir hauptsächlich Durchblutungsstörungen.
Es ist eine Tatsache, daß mehr und mehr Menschen wegen des Ohrenrauschens Hilfe suchen. Nach Schätzungen der Deutschen Tinnitus-Liga gibt es allein in Deutschland über 1,6 Millionen Betroffene. Woran das liegt, ist weitgehend unklar. Sicher dürfte auch die Hektik unserer Zeit zu diesem Phänomen beitragen.
Glücklicherweise kommt es in rund 65% der Fälle bei akuten Funktionsstörungen des Ohres, also bei Tinnitus mit oder ohne Hörverlust, zu einer spontanen Erholung. Andererseits wissen wir, daß die Behandlungserfolge desto größer sind, je früher mit der Therapie begonnen wird. Die meisten Experten sind sich darin einig, daß die besten therapeutischen Erfolge bei einem akuten Hörverlust und/ oder Tinnitus erzielt werden, der weniger als drei bis sechs Monate besteht. Bei sechs Monaten und mehr wird der Tinnitus chronisch.
Wenn eine bestimmte Ursache erkennbar ist oder vermutet wird (z.B. Durchblutungsstörungen), wird primär eine ursächliche Behandlung angestrebt. Falls diese nicht zum Erfolg führt, gibt es eine zweite Gruppe von Therapieansätzen. Dabei wird versucht, einen Zustand zu erreichen, in dem der Tinnitus als solcher akzeptiert wird und der Betroffene lernt, mit seinem Ohrgeräusch zu leben.
Den beiden Autoren dieses Ratgebers ist es gelungen, neben einer für Laien verständlichen Darstellung der bekannten und vermuteten Ursachen des Tinnitus eine gute Übersicht der unterschiedlichen Behandlungsmethoden aus der Schul- und der Alternativmedizin zu erarbeiten. Dieses Buch schildert die Methoden, die beim Betroffenen zu einer besseren Akzeptanz des Tinnitus beitragen können. Dazu zählt vor allem das

6. Kapitel mit seinen vielen Ratschlägen. Der Betroffene kann lernen, mit seinem Tinnitus umzugehen – so daß er nicht von ihm beherrscht wird, sondern ihn unter Kontrolle hält.

Privatdozent Dr. Christian Desloovere
Oberarzt am Zentrum der Hals-Nasen-Ohren-Heilkunde am
Klinikum der Johann Wolfgang Goethe-Universität
Frankfurt am Main
Gründer der dortigen Tinnitus-Sprechstunde

1. Ich höre was, was Du nicht hörst – Sie sind kein Einzelfall

Es klingelt und saust, es pfeift und hämmert – viele Menschen leiden unter Ohrgeräuschen. Wirklich exakte Zahlen gibt es für Deutschland nicht, wohl aber Schätzungen, erschreckende Schätzungen. Danach haben ein bis zwei Prozent der Bevölkerung mit Tinnitus zu kämpfen: Das wären bis zu 1,6 Millionen Menschen und ebenso viele, wie es Zuckerkranke gibt. Nach Angaben der Deutschen Tinnitus-Liga breitet sich die Krankheit immer mehr aus. Jährlich, so heißt es, kommen 300 000 Fälle hinzu. Der Tinnitus-Experte Dr. Gerhard Goebel, Oberarzt an der Medizinisch-Psychosomatischen Klinik Roseneck in Prien am Chiemsee, stellt fest: »Wir haben es mit einem Symptom zu tun, unter dem wesentlich mehr Menschen leiden, als uns bewußt ist.«

Ohrgeräusche treten zumindest zeitweise bei gut 10% der Bevölkerung auf. Ganz oben auf der Leidensskala stehen jene rund 400 000 Menschen, bei denen der chronische Tinnitus derart quälend ist, daß sie kein normales Leben mehr führen können und dringend behandlungsbedürftig sind. Bei allen diesen Zahlen sind wir auf Daten aus den USA, Großbritannien und Schweden angewiesen, wo man sich früher und intensiver mit dem Problem beschäftigt hat. Da Tinnitus jedoch ein für Industrienationen typisches Krankheitsbild ist, sind Rückschlüsse auf Deutschland erlaubt.

Die Untersuchungen im Ausland ergaben, daß in den Industrienationen rund 35–45% aller Erwachsenen über 17 Jahren schon einmal ein Ohrgeräusch wahrgenommen haben. Dabei handelte es sich um Ohrgeräusche von unterschiedlicher Lautstärke und Dauer. Bei 15% der Betroffenen hielt das Geräusch länger als fünf Minuten an. Bei etwa 8% davon traten durch die Ohrgeräusche Belastungserscheinungen im Alltag auf sowie Schlafstörungen. Bei 0,5% der Betroffenen führten die Ohrgeräusche zu erheblichen Beeinträchtigungen der Lebensführung. Sie empfanden ihr Ohrgeräusch als so störend, daß sie nicht mehr normal am Alltagsgeschehen teilnehmen konnten. Sie litten unter Konzentrationsschwäche, schweren Schlafstörungen, Angstzuständen oder Depressionen. *Man könnte sagen, daß bei diesen Personen der Tinnitus einen eigenständigen*

Krankheitswert hat und behandlungsbedürftig ist. Bezogen auf Deutschland umfaßt diese Gruppe von Betroffenen 400 000 Menschen.
Frauen leiden häufiger unter Ohrgeräuschen als Männer. Laut einer britischen Studie liegt die Rate der betroffenen Frauen bei 16%, die der Männer bei 13%. Wie objektiv dieser Unterschied in Wirklichkeit ist, mag dahingestellt sein. Vielleicht befassen sich Frauen nur eingehender mit ihren Befindlichkeitsstörungen als Männer. Andererseits waren es mehr Männer als Frauen, die wegen Tinnitus ärztlichen Rat einholten oder eine Tinnitus-Sprechstunde aufsuchten. Das heißt, daß sich mehr Männer als Frauen durch Ohrgeräusche in ihrer Lebensführung beeinträchtigt fühlten.
Typisch für Tinnitus sind folgende Fakten:

In der Lebensmitte. Tinnitus tritt zumeist in der Lebensmitte auf. Es ist eine deutliche Häufung der Fälle zwischen dem 45. und dem 55. Lebensjahr zu verzeichnen. In diesem Alter zeigen sich auch verstärkt die Auswirkungen von beruflichem Streß, familiären Problemen oder einer allgemeinen Midlife-crisis. Auch eventuell am Arbeitsplatz vorhandene schädliche Einflüsse wie Lärm werden in diesem Alter am deutlichsten wahrgenommen.
Klare Aussagen über den sozialen Status der Tinnitus-Kranken gibt es kaum: *Es kann jeden treffen.* Statistische Daten hierzu sind mit der gebotenen Vorsicht zu werten. Am häufigsten ist Tinnitus demnach in der Bevölkerungsgruppe der Arbeitslosen, am seltensten in der Gruppe der Selbständigen. Das aber ist ohne Bezug zum Bildungsniveau der Betroffenen. Mit anderen Worten: Ein arbeitsloser Lehrer oder Jurist läuft eher Gefahr, an Ohrgeräuschen zu erkranken als ein selbständig tätiger Handwerker. Allerdings suchten Betroffene mit höherem Bildungsstand öfter einen Arzt auf. Auch bei dieser Unterteilung liegt die Erkrankungsrate der Frauen höher als die der Männer.

Alter und Lärm. Menschen, die beruflich besonderer Lärmbelastung ausgesetzt sind, erkranken häufiger an Tinnitus. Allerdings muß diese Tatsache in Zusammenhang mit dem Alter gesehen werden: Mit zunehmendem Alter steigt das Risiko, an Tinnitus zu erkranken. Ist man zusätzlich von Berufs wegen Lärm ausgesetzt, so verdoppelt sich dieses Risiko.
Da Lärm ein sehr wichtiger Faktor im Hinblick auf die Entstehung von Tinnitus ist, wollen wir in Kapitel 3 speziell darauf eingehen.

Links oder rechts. Ohrgeräusche treten häufiger im linken Ohr auf als im rechten Ohr – das belegen Studien aus den 80er Jahren.

Der hohe Ton. Tinnitus tritt überwiegend als ein hochfrequentes Geräusch auf – also als ein hoher Ton, der meist den Charakter eines Pfeiftones hat. Tiefe Töne sind weit seltener und werden in der Regel auch als wesentlich weniger störend empfunden. Die hohen Töne werden von den Betroffenen als lauter eingestuft als die tieferen, wenn man diese nach ihrer subjektiven Beurteilung fragt.

Subjektives Phänomen. Das Phänomen Tinnitus ist in jeglicher Hinsicht sehr subjektiv geprägt. Kein Ton gleicht dem anderen. Jeder empfindet sein Geräusch anders. Dieser höchst subjektive Charakter der Ohrgeräusche macht eine einheitliche Klassifikation unmöglich.
Hier ein kurzer geschichtlicher Überblick über die bis heute bekannten, bedeutendsten Zuordnungen:

Die erste Klassifikation. Die Klassifikation nach Duverney von 1683 war die erste und bezog sich auf die mögliche Ursache dieses Phänomens. Diese, so nahm man damals schon richtig an, lag entweder im Bereich des Gehirns oder der Ohren. So wurden die unterschiedlichen Arten der Ohrgeräusche in solche unterteilt, die durch eine Erkrankung des Gehirns verursacht worden waren, und in andere, die mit einer Erkrankung der Ohren in Zusammenhang standen.
Schon diese erste Klassifikation unterschied einen echten und einen falschen Tinnitus – dem heutigen objektiven und subjektiven entsprechend.

Mit oder ohne Hörverlust. Die zweite wissenschaftliche Einteilung nach Grapengießer von 1801 basiert auf der Verbindung des Tinnitus mit dem Hörverlust. Es wurden zwei große Kategorien unterschieden: Tinnitus, der mit einer Schwerhörigkeit einhergeht, und Tinnitus ohne Schwerhörigkeit.

Ursache und Folge. Die dritte bedeutende Unterteilung nach Itard von 1822 sah den Tinnitus noch komplexer und brachte auch statistische Daten mit ein. Dabei wurde erkannt, daß der Tinnitus ohne Hörverlust seltener auftritt als der mit Hörverlust. Auch die Tatsache, daß Tinnitus sowohl Ursache als auch Folge einer Schwerhörigkeit sein kann, wurde registriert.

Die Kriterien heute. Bis heute gibt es keine einheitliche Klassifikation des Tinnitus. Doch sind uns einige Kriterien bekannt, die in praktischer Hinsicht von großer Bedeutung sind und zu folgenden wichtigen Unterteilungen führten:

1. Objektiver und subjektiver Tinnitus

Dies ist die heute gebräuchlichste Unterteilung. Unter objektivem Tinnitus versteht man einen Tinnitus, der durch physikalische Meßmethoden nachweisbar ist, den also ein anderer als der Betroffene selbst wahrnehmen kann. Den subjektiven Tinnitus hingegen kann kein Außenstehender erfassen. Niemand anders als der Betroffene selbst kann die Ohrgeräusche hören.

2. Akuter und chronischer Tinnitus

Der akute Tinnitus tritt plötzlich auf. Er kann spontan wieder verschwinden oder in einen chronischen Tinnitus übergehen. Wenn ein akuter Tinnitus länger als drei bis sechs Monate besteht, bezeichnet man ihn als chronisch.
Fast jeder von uns hat schon einen solchen akuten Tinnitus erlebt. Es ist das Pfeifen oder Klingeln im Ohr, manchmal begleitet von einem dumpfen Gefühl, das wir nach einem Disco- oder Konzertbesuch empfinden; oder wenn irgendwo in unserer Nähe ein lauter Knall ertönte, beim Feuerwerk an Silvester, zu Fasching oder am Schießstand auf dem Jahrmarkt.
Der chronische Tinnitus kann aus einem akuten hervorgehen oder sich aus irgendeinem anderen der vielen möglichen Gründe »einschleichen«.
Er kann also einen schnellen akuten Beginn haben oder einen langsamen, sich allmählich entwickelnden. Er bleibt, wie wir wissen, über lange Zeit hin bestehen, in einer mehr oder weniger konstant ausgeprägten Qualität.

3. Kompensierter und dekompensierter Tinnitus

Dies sind die eigentlichen Formen des chronischen Tinnitus. Die Bezeichnungen kompensiert und dekompensiert beziehen sich auf die Art, wie der jeweils Betroffene seinen Tinnitus verarbeitet. Als kompensiert bezeichnen wir den Tinnitus, an den sich der Mensch in gewisser Hinsicht gewöhnt hat, sich mit der Tatsache abgefunden hat, unter diesem Ohrgeräusch zu leiden, und damit zurechtkommt. Er hat seinen Tinnitus akzeptiert, fühlt sich dadurch nicht mehr bedroht oder in stärkerem Maße in seiner Lebensqualität beeinträchtigt.
Der dekompensierte Tinnitus dagegen belastet den Betroffenen stark, nimmt ihm die Freude am Leben und raubt ihm den Schlaf. Er treibt den Menschen fast zur Verzweiflung, läßt ihn schlimmstenfalls an Selbstmord denken. Der Betroffene wird mit seinem Tinnitus nicht fertig, kann seinen Zustand nicht akzeptieren. Seine Lebensqualität ist in hohem Maße beeinträchtigt. Nicht zuletzt für diese Menschen haben wir dieses Buch geschrieben. Und für solche, die den chronischen Tinnitus vermeiden möchten.

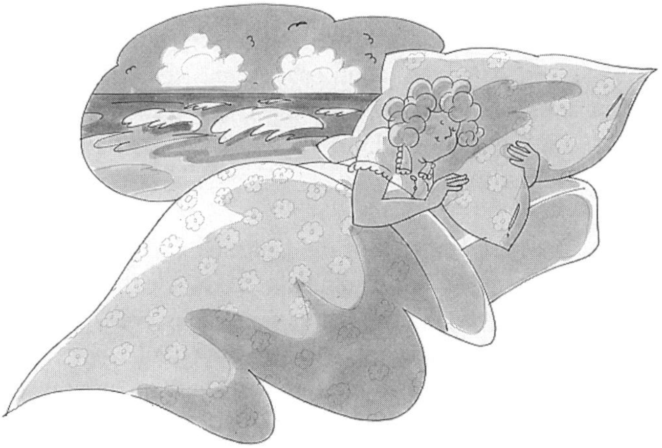

2. Der Ton im Ohr macht mich verrückt – was Tinnitus für den Betroffenen bedeutet

Es ist sehr schwer für einen Nichtbetroffenen, nachzuvollziehen, was Tinnitus für den einzelnen bedeutet. *Den Tinnitus* gibt es eigentlich nicht, denn jeder Betroffene hat seinen eigenen persönlichen Ton im Kopf oder in den Ohren. Folgt man den Beschreibungen, so ist die Palette der Töne und Geräusche schier grenzenlos. Das reicht vom zischenden Wasserkessel bis zur Meeresbrandung, vom Pfeifen der Dampflokomotive bis zum Brummen eines kaputten Kühlschranks, vom Zirpen einer Grille bis hin zum ständig andauernden Pfeifton. Es gibt übrigens eine Kassette mit nachgeahmten Tinnitus-Geräuschen, die Sie erwerben können – um als Betroffener auch Ihrer Umgebung das Gefühl zu vermitteln, was für ein Geräusch Sie quält. Und vielleicht auch zum Trost, daß nicht nur Sie unter jenen nervenden Geräuschen im Kopf leiden. Die Bezugsadresse ist am Ende des Buches zu finden.
Was ist denn nun das so Quälende am Tinnitus? Hier die zusammengefaßten Ergebnisse von Umfragen aus den USA und Deutschland. Nachfolgend die wichtigsten Kriterien, die den Tinnitus unerträglich machen:

Ununterbrochenheit. Laut Studien und Umfragen, die in den USA durchgeführt wurden, ist es die Ununterbrochenheit des Tinnitus, die die Betroffenen als am störendsten empfinden. Diese ständige Gegenwärtigkeit des Tones, des Geräusches. Es sind rund 87% der Patienten, die so empfinden.

Lautstärke. An zweiter Stelle steht die Lautstärke. Darüber klagen 50% der befragten Patienten. Wenn man die Lautstärke jedoch mißt, was durch bestimmte Methoden möglich ist, kann man feststellen, daß der Ton eigentlich überhaupt nicht laut, sondern im Gegenteil ziemlich leise ist. Der Betroffene jedoch, in dessen Kopf der Ton entsteht, empfindet ihn als sehr laut, sogar als unerträglich laut. Über 60% der Befragten in Deutschland empfinden ihre Ohrgeräusche als sehr stark und sehr belästigend.

Tonqualität. Im allgemeinen werden hohe Töne als unangenehmer empfunden als tiefere Töne. Ungefähr 30% der Befragten ordnen ihren Ton oder ihr Rauschen im tieferen Tonbereich ein, 60% eher im Hochtonbereich. Die Hälfte davon bezeichnet ihr Geräusch als äußerst hoch. 20% nehmen ein pulsierendes Ohrgeräusch wahr. 40% der Befragten empfinden ihren eigenen Ton als derart unangenehm, daß sie lieber einen anderen Ton im Kopf hätten. Bei 30% liegt zusätzlich eine begleitende Schwerhörigkeit vor.

Fehlende Kontrolle. Als sehr störend empfinden es die Kranken, daß der Ton nicht zu kontrollieren ist. Entweder er ist ständig vorhanden, oder er kommt und geht – aber nur, wann er will. Man kann ihn weder beeinflussen noch ausschalten.

Bedrohung. Hinzu kommt diese Ungewißheit. Man weiß nicht, was das für ein Geräusch ist. Man kennt es nicht. Man weiß nicht, woher es stammt, was es bedeutet. Man fühlt sich bedroht, ausgeliefert. Und man wird es nicht los. Manche bringen es fertig, das Geräusch eine ganze Zeitlang zu ignorieren, in der Hoffnung, es werde irgendwann vorübergehen. Andere fühlen sich schon vom ersten Augenblick an bedroht. 30% der Befragten berichten, daß sich ihre Ohrgeräusche allmählich eingeschlichen hätten, am Anfang hätten sie diese überhaupt nicht bemerkt oder ihnen keine Bedeutung beigemessen. Zur Belästigung seien sie erst später geworden.
Weitere 30% empfanden ihre Ohrgeräusche schon von Anfang an als deutlich unangenehm.

Das Tinnitus-Syndrom

Das eigentliche therapeutische Problem ist der dekompensierte chronische Tinnitus, auch komplexer chronischer Tinnitus genannt. Was versteht man darunter? Das ist ein Tinnitus, der schon längere Zeit (drei bis sechs Monate) besteht, schlecht oder gar nicht auf die angewandten therapeutischen Maßnahmen anspricht und den Betroffenen in erheblichem Maße belastet. Im Laufe der Zeit entwickelt sich dabei ein komplexes, besonders durch Merkmale psychischer Belastung geprägtes Krankheits-

bild: das sogenannte Tinnitus-Syndrom. Was geschieht nun beim einzelnen, der sich durch den Tinnitus belastet fühlt? Was kann der dekompensierte chronische Tinnitus für Folgen nach sich ziehen?
Es sind hauptsächlich Folgen psychischer Art. Als Betroffener fühlen Sie sich zunächst von dem Geräusch als solchem schon sehr belästigt. Dieses Geräusch ist ständig vorhanden, wo Sie auch gehen und stehen und was immer Sie auch tun. Es ist immer präsent. Sie stehen morgens auf – und es ist da. Sie gehen zur Arbeit – es ist da. Es begleitet Sie überall hin.
Wenn Sie nach der Arbeit nach Hause kommen und erst mal etwas ausruhen wollen und den Feierabend genießen – ist es immer noch da. Wie kann man dann noch ungestört reden und zuhören, wenn einem ständig etwas in den Ohren sitzt? Da macht kein Gespräch in noch so netter Runde oder im Kreis der Familie mehr Spaß. Beim Hören von Musik ist dieses Geräusch da und beim Fernsehen auch. Und nachts, wo jeder seine Ruhe braucht, raubt Ihnen dieses Geräusch den Schlaf.
Sie können vor dem Geräusch nirgendwohin flüchten. Es gibt keine Möglichkeit zu entkommen. Sie fühlen sich ausgeliefert – und allein. Denn kein anderer Mensch kann das nachempfinden, verstehen.
Kein anderer glaubt überhaupt so recht, daß es so etwas wirklich gibt. Keiner versteht, wie Sie sich tatsächlich fühlen. Keiner kann den Ton hören, der Ihnen in den Ohren sitzt, und daher begreifen, wie unangenehm und belastend dieses Geräusch wirklich ist. Manchmal wird man sogar ausgelacht, für leicht verrückt erklärt: »Du hast wohl einen kleinen Mann im Ohr!« Das Mißtrauen gegenüber der Umgebung wächst.
Und hinzu kommt noch die Angst, eine undefinierbare Angst vor dem Ungewissen.
Und wenn Sie dann zum Arzt gehen, hören Sie womöglich, da könne man eben nichts tun und damit müsse man leben. Dann fühlen Sie sich noch schlechter, noch mehr unverstanden, noch mehr alleingelassen. Mehr und mehr ziehen Sie sich in sich selbst zurück. Was soll man denn tun? Es wird ja doch nicht besser. Alles hat keinen Sinn mehr. Man geht in sich, grübelt über alles Mögliche. Abgründe tun sich im Inneren auf. Nicht einmal schlafen kann man mehr. Von Tag zu Tag wächst die Verzweiflung, von Tag zu Tag geht es schlechter.

Der Weg in die Depression

Mit der Familie kann man nicht reden. Die leben ihr Leben weiter und wissen ja nicht, was in Ihnen vorgeht. Die Kollegen am Arbeitsplatz scheren sich auch nicht darum, wie es Ihnen tatsächlich geht. Wenn man keine gute Laune verbreitet, steht man dort sowieso schnell im Abseits. Und außerdem – es hat ja doch keinen Sinn, den Leuten davon zu erzählen. Die verstehen das ja doch nicht. Es gibt keine Lösung. Dies ist der typische Teufelskreis einer Depression. Von den Patienten, die sich wegen ihrer Tinnitus-Beschwerden in stationäre Behandlung begeben, leiden rund 85% an solchen depressiven Störungen. Der Höhepunkt dieser Depression ist der Gedanke an Selbstmord.

Welche Rolle spielt die Seele bei der Entstehung von Tinnitus? Gibt es eine Tinnitus-Persönlichkeit? Ist ein bestimmter Typ Mensch dazu verurteilt, unter Tinnitus zu leiden? Entwickelt jeder an Tinnitus Erkrankte ein Tinnitus-Syndrom? Diese Fragen drängen sich den Betroffenen geradezu auf. Doch nicht jeder, der Ohrgeräusche hat, fällt automatisch in das schwarze Loch der Depression. Vieles hängt dabei von der Persönlichkeitsstruktur des einzelnen ab. Diese wiederum ist von anderen Faktoren geprägt wie unserem Erbgut, der Entwicklung in der Kindheit und dem sozialen Umfeld. Bei vielen Tinnitus-Patienten aber fällt auf, daß es einen engen Zusammenhang zwischen dem Krankheitsbild und der Psyche und hier vor allem dem Faktor Streß gibt.

Deshalb ein kleiner Exkurs in die Streßforschung.

Der Faktor Streß

Die Regenerationsfähigkeit unseres Körpers als Ausdruck der Funktionstüchtigkeit unseres Immunsystems wird in hohem Maße durch den Zustand unserer Psyche beeinflußt. Woran erkennen wir das gesunde Funktionieren unseres Immunsystems? Unter anderem an der Fähigkeit, optimal auf die ständig wechselnden Anforderungen jeglicher Art zu reagieren, voll belastbar zu sein. Entscheidend ist also eine gute Streß-Bewältigung, wobei wir unter Streß eben die verschiedenen, permanent wechselnden Anforderungen und Reize verstehen, denen wir tagtäglich ausgesetzt sind. Das reicht vom Aufstehen, der Umstellung des Kreislaufs auf das Wach-

Sein, der Hektik auf dem Weg zur Arbeit über die Verdauung bis hin zum Ertragen von Lärm. Wir verarbeiten die Freude über den gelungenen Geschäftsabschluß ebenso wie den Krach mit dem Partner, das Babygeschrei oder die lauten Nachbarn. Und meist gelingt es uns, die tägliche Invasion von Krankheitserregern abzuwehren.
Jeder Mensch hat seine eigene Art, mit dem, was wir als Streß bezeichnen, umzugehen. Jeder Mensch hat auch seine eigene Art, den Streß »Krankheit« zu bewältigen. Haben Sie schon bemerkt, daß Sie viel seltener krank sind, wenn es Ihnen so rundherum gut geht? Beispielsweise wenn Sie frisch verliebt sind oder einen neuen tollen Job angetreten haben, der Ihnen so richtig Spaß macht. *Der Körper wird eigentlich nur krank, wenn die Seele es zuläßt.*

Streß ist lebensnotwendig

Der Begriff Streß hat für uns fast immer einen negativen Beiklang, wenn wir ihn im Alltag verwenden. Ich fühle mich gestreßt heißt soviel wie ich fühle mich belastet oder gar überfordert. Dabei ist Streß lebensnotwendig! Ein Leben ohne Streß ist unmöglich. Was ist Streß überhaupt? Die Definition des Begriffes hat sich im Laufe der Jahre gewandelt. Ursprünglich stammt er aus der Industrie und bedeutet dort soviel wie Anspannung oder Belastung bei der Prüfung von verschiedenen Materialien. In den medizinisch-biologischen Bereich wurde er erstmals 1950 von Prof. Dr. Hans Selye, einem Arzt und Biologen, eingeführt.
In der Streßforschung, die er begründete, werden Reaktionen der Lebewesen auf Streß untersucht. Streß wird dabei als jegliche an den Organismus gerichtete Anforderung definiert, die eine Anpassung erfordert.
Unterschiedliche Streßfaktoren bewirken folglich auch unterschiedliche Anpassungsreaktionen.
Es gibt sowohl angenehme als auch unangenehme Streßfaktoren. Negative wie positive Ereignisse bewirken Streß. Trauer ist genauso Streß wie Freude. Wir unterscheiden heute den positiven Streß, den sogenannten Eustreß, vom negativen Streß, dem sogenannten Distreß.
Beide stellen eine Anforderung an den Körper. Auf beide muß der Körper mit Anpassung reagieren. Was geht in uns vor, wenn wir diesen Anforderungen ausgesetzt werden? Die Vorgänge, die im menschlichen Körper bei

einer Streßsituation in Gang kommen, werden als Streßmechanismus bezeichnet. Dieser läuft automatisch, reflektorisch ab, unterliegt also nicht unserer willentlichen Steuerung. Geregelt wird er vom unbewußten vegetativen Nervensystem. Dieses besteht aus zwei Nervengeflechten – dem Sympathikus und dem Parasympathikus, auch Vagus genannt. Diese beiden Nervengeflechte sind gewissermaßen Gegenspieler und sollten im Idealfall, bei einem völlig gesunden Menschen, im Gleichgewicht stehen. Über das vegetative Nervensystem werden lebenswichtige Funktionen gesteuert. Reaktionen auf Streß sind ebenfalls lebenswichtig, ohne sie könnten wir nicht überleben. Sie versetzen den Körper in erhöhte Leistungsbereitschaft, mobilisieren Kraftreserven und machen uns damit bereit für den »Lebenskampf«.
Diese Vorgänge sind seit Urzeiten die gleichen geblieben. Unseren Urahnen halfen sie tatsächlich zu überleben: in der Wildnis, im Kampf gegen Feinde und wilde Tiere. Heute dienen sie uns dazu, auf der Fahrt ins Büro im Verkehrsstau die Nerven zu behalten, den Chef zu ertragen, den Doppel- und Dreifachbelastungen des Alltags durch Beruf, Familie und Freizeit standzuhalten.

Der vegetative Dreitakt

Der Streßforscher Siedeck hat diese unbewußt gesteuerten Vorgänge als »vegetativen Dreitakt« bezeichnet, weil sie aus drei typisch ablaufenden Phasen bestehen. Die erste Phase bezeichnen wir als Vorphase. Dies ist die Erwartungsphase vor der eigentlichen Reaktion auf den Streß. In dieser Zeit wird die Energie bereitgestellt, um auf den Streß zu reagieren. Diese Phase kann entweder kurz oder länger sein – es sind die ersten Sekunden oder Sekundenbruchteile nach dem plötzlichen Schreck, das Innehalten des Körpers, das Atemholen vor dem Schrei oder aber die etwas längere Anspannung in Erwartung eines unangenehmen Ereignisses, zum Beispiel eines Gerichtstermins, die Zeit, wo die Ahnung aufkommt, uns nichts Gutes schwant. Die Vorgänge, die sich dabei abspielen, werden vom Parasympathikus gelenkt, der insgesamt eine beruhigende Wirkung auf den Stoffwechsel und den Kreislauf hat. Er ist zum Beispiel dafür verantwortlich, daß sich unsere vitalen Funktionen nachts beruhigen, während sein Gegenspieler, der Sympathikus, sie am Tage erneut zur Aktivität erweckt.

Der Vorphase folgt die Alarmphase, die eigentliche Reaktion auf den Stressor, den streßauslösenden Faktor. Dies ist die Phase der Erregung, des Anstiegs der Aktivität. Sie wird vom Sympathikus beherrscht, der für eine schlagartige Ausschüttung der Hormone Adrenalin und Noradrenalin aus dem Mark der Nebenniere sorgt. Der Kreislauf wird aktiviert, der Puls rast, der Blutdruck steigt. Die Anspannung der Muskulatur erhöht sich, da durch die Veränderung der hormonellen Situation auch Fett- und Zuckerreserven mobilisiert werden. Weiterhin wird über die Hypophyse, die Hirnanhangdrüse, noch ein Hormon der Nebenniere aktiviert – das Hydrocortison. Der Körper ist nun bereit für die Flucht oder den Kampf. Alle anderen Körperfunktionen, die nicht der unmittelbaren lebenswichtigen Erhaltung dienen, sind ausgeschaltet. Die Verdauung ist lahmgelegt, die Sexualfunktionen sind eingestellt.
Als dritte Phase folgt die Phase der Erholung. Die übersteigerten Funktionen kehren allmählich auf das normale Niveau zurück. Der Kreislauf beruhigt sich, der Pulsschlag wird wieder langsamer, der Blutdruck sinkt. Das sind ganz sinnvoll aufeinander abgestimmte Mechanismen, die der Körper beim Kampf ums Überleben einsetzen kann. Sie laufen unbewußt – also reflektorisch – ab. Sie dienen dem grundsätzlichen Zweck der Lebenserhaltung – und fordern vom Körper die schon erwähnte Entscheidung Kampf oder Flucht. Beides ist auf jeden Fall mit Aktivität verbunden.
In welcher Form ist uns heute im Alltag die Möglichkeit gegeben, »aktiv« zu werden, wenn wir Streß ausgesetzt sind? Wie können wir fliehen?
Wie können wir kämpfen? Wie können wir die in uns mobilisierte Aktivität abreagieren? Wir stehen im Stau – die Aktivität in unserem Körper steigt, die Anspannung wächst, alles in uns arbeitet –, aber wohin können wir fliehen? Sollen wir aussteigen und davonlaufen? Wie können wir kämpfen? Indem wir die anderen Autofahrer mit Ausdrücken aus dem Tierreich beehren? Ist das die angemessene Art, um die in uns auf ganz natürliche Weise aktivierte Energie abzubauen?

Blockierte Energie

Energie, die nicht abgebaut wird, bleibt in unserem Körper stecken als blockierte Energie. Wie eine tickende Zeitbombe, die darauf wartet, zu explodieren.

Laut Hans Selye verfügt jeder Mensch über ein bestimmtes Quantum an sogenannter Adaptationsenergie, die ihm dabei hilft, Streß zu bewältigen. Diese Reserven werden im Laufe des Lebens allmählich erschöpft. Um neue Reserven aufzubauen, braucht der Körper Ruhe und Erholung. Erinnern wir uns an den Ablauf der Streßreaktion – die letzte der drei Phasen war die Phase der Erholung.

Wenn man übermäßigem Streß ausgesetzt ist, überwiegen die beiden ersten Phasen –, und die dritte Phase kommt zu kurz. Die Folge ist, daß die energetischen Reserven des Körpers immer mehr abgebaut werden und der Körper nicht die Zeit hat, um neue zu schaffen. Allmählich kommt unser Körper aus dem Gleichgewicht. Die Folge sind Verschleißerscheinungen – das rasche Voranschreiten des Alterungsprozesses. Im Körper entstehen sogenannte chemische Narben, die für das Altern des Organismus verantwortlich sind. Nun reagiert nicht jeder Körper gleichermaßen auf Streß. Außerdem gibt es auch noch den positiven Streß, nämlich wenn wir uns für etwas anstrengen, was uns Freude bereitet. Bei dieser Art von Streß werden sicherlich sehr wenige chemische Narben entstehen.

Aber was hat das alles mit unserem eigentlichen Thema, mit dem Tinnitus, zu tun? Sehr viel.

Streß oder Tinnitus – was war zuerst da?

Wie bereits erwähnt, treten Ohrgeräusche häufig erstmals in besonders streßgeladenen Lebensperioden auf. Also in Zeiten großer Belastung, wo der Körper durch sehr viele Ereignisse, denen er sich anzupassen hat, überfordert wird. Die Adaptationsenergie wird rasch aufgebraucht, da es zuwenig Ruhepausen gibt. Liegt da nicht die Vermutung nahe, daß die durch eine Überdosis Streß entstehenden chemischen Narben im Bereich des Innenohres den Tinnitus herbeiführen?

Ist das Ohrgeräusch erst mal da, stellt es selbst einen neuen Stressor dar. Wir fühlen uns nun durch das Geräusch zusätzlich gestreßt, und zwar in ganz erheblichem Maße. Erinnern wir uns an den Teufelskreis der Depression.

Wie sollen wir uns an etwas anpassen, wo doch die dazu nötige Energie schon aufgebraucht ist? Durch die wachsende psychische Belastung wer-

den an den Körper, der eigentlich dringend Ruhe braucht, neue Anforderungen gestellt. Kein Wunder, daß der Tinnitus dadurch noch verstärkt und aufrechterhalten wird.
Streß kann also sowohl Ursache als auch Folge von Tinnitus sein.
Doch was sollen wir tun? Wie geht man mit Streß um? Kann man sich den Folgen von Streß entziehen? Wie verschafft man sich die nötigen Ruhepausen? Auf alle diese Fragen geht Kapitel 6 ein.

Die »Tinnitus-Persönlichkeit«

Gibt es einen bestimmten Typ Mensch, der zu Tinnitus neigt? Das ist die oft gestellte Frage nach der sogenannten Tinnitus-Persönlichkeit. Tatsächlich haben Umfragen unter Tinnitus-Patienten ergeben, daß sie eine Tendenz aufweisen, überempfindlich zu reagieren. Auch wenn man es einer ganzen Reihe von Menschen nicht zutrauen würde, so empfindsam zu sein – unter einer harten Schale steckt oft ein weicher Kern.
Überempfindlich heißt nicht, daß sie wegen jeder Kleinigkeit sofort in Panik geraten oder aus der Haut fahren. Aber sie reagieren sensibler auf ihre Umwelt als viele ihrer Mitmenschen. Sie sind empfänglicher für Reize aus ihrer Umgebung, diese Reize hinterlassen bei ihnen stärkere Eindrücke als bei anderen. Das ist auch etwas sehr Positives, denn wie viele Menschen nehmen gar nicht mehr wahr, was um sie herum geschieht.
Außerdem neigen viele Tinnitus-Patienten zum Grübeln: über Gott und die Welt, über sich selbst, über Ursachen und Wirkungen ihres eigenen Verhaltens. Sie sind eher dazu geneigt, die Schuld für gewisse Vorkommnisse auf sich zu nehmen. Sie fühlen sich in vielerlei Hinsicht verpflichtet. Sie tendieren dazu, sich selbst für vieles verantwortlich zu fühlen, obwohl es objektiv gar keinen Grund dafür gibt, und darunter zu leiden.
Daraus kann eine übermäßige Aktivität und Fürsorge für andere entstehen, im privaten wie auch beruflichen Bereich. Das betrifft den Topmanager, der nicht delegieren kann, sich in Details aufreibt und immer der Erste sein will, oder den normalen Angestellten, der allein die Familie ernährt, sich zusätzliche Jobs aufhalst und noch zu Hause engagiert, obwohl ihn das alles zusammen hoffnungslos überfordert. Überfordert kann auch jene junge Mutter sein, die trotz aller Liebe mit ihren Kleinen nicht mehr zurechtkommt. Umgekehrt kann das Gefühl der Nutzlosigkeit und Leere

Fragebogen: Testen Sie Ihre Streßbelastung

Ihre persönliche Streß-Skala	Punkte
Tod des Lebenspartners	100
Trennung / Scheidung vom Lebenspartner	70
Tod eines nahen Verwandten	65
Krankheit oder Unfall	55
Verlust des Arbeitsplatzes	50
Heirat	45
Eintritt in den Ruhestand	45
Krankheit eines Familienangehörigen	45
Schwangerschaft oder Geburt eines Kindes	40
Bedeutende Veränderungen der geschäftlichen / privaten Situation	40
Neuer Arbeitsplatz	35
Kredit / Schulden über 30 TDM	30
Ärger mit Familienangehörigen	30
Schuleintritt oder Abschluß	25
Umzug	25
Veränderungen / Ärger am Arbeitsplatz	20
Schulwechsel / Beginn eines Studiums	20
Änderung von sozialen Aktivitäten	20
Kredit / Schulden unter 20 TDM	15
Änderung der Lebensgewohnheiten (neue Diät, Änderung des Schlafrhythmus')	15
Urlaub	12
Feiertage, z. B. Weihnachten	10
Ärger mit Behörden, kleinere Gesetzesübertretungen	10

Auswertung:

Wenn Sie in den vergangenen zwei Jahren über 300 Punkte angesammelt haben, so stecken Sie in einer ernstzunehmenden Lebenskrise, wobei die Chance zu erkranken, ebenfalls recht groß ist.

Bis 150 Punkte ist Ihre Situation unbedenklich.

Ab 150 Punkten sollten Sie sich überlegen, was Sie an Ihrem Leben und den Umständen ändern könnten.

Mit der Anzahl der Punkte steigt die Wahrscheinlichkeit des Auftretens von streßbedingten Erkrankungen – wie es auch Tinnitus in gewisser Weise ist.

Sollten Sie innerhalb eines Jahres mehr als 200 Punkte ansammeln, können Sie mit großer Wahrscheinlichkeit mit Veränderungen Ihres Gesundheitszustandes rechnen, denn zu viele Anforderungen innerhalb eines kurzen Zeitraums können zu Krankheiten führen. Der Körper hat nicht mehr genügend Energiereserven, um sich den ständig wechselnden Umständen anzupassen und so kommt es in absehbarer Zeit zu »Einbrüchen«.

Natürlich sind nicht alle Veränderungen schlecht. Eine neue Liebe, ein neuer, besserer Job, der mehr Spaß bereitet, können auch positiven Streß – Eustreß – vermitteln.

Es hängt dabei auch sehr viel von unserer inneren Einstellung den Dingen gegenüber ab. So empfinden wir eine Arbeit, die uns Spaß macht, sicherlich nicht als belastend oder gar quälend, obwohl sie uns in vielerlei Hinsicht sehr viel abverlangen mag.

aufkommen, wenn die Kinder aus dem Haus sind. Oder beim Rentner, den niemand mehr braucht und an den eben keine Anforderungen mehr gestellt werden. Gemeinsam ist allen diesen Menschen, daß sie an sich selbst (und an andere) hohe Erwartungen richten und sich ständig unter Druck setzen. Sie alle haben es verlernt, gelassen zu sein.
Erkennen Sie sich wieder? Angewandt auf unsere Streßtheorie kann man sagen, Sie haben keine gesunde Art, den Streß zu verarbeiten. Oder Sie schaffen sich nicht genügend positiven Streß, um den negativen auszugleichen. Hinzu kommt noch eine ganze Reihe anderer Stressoren – von außerhalb, die nichts mit der Psyche zu tun haben. Sie finden vor allem bei einer solchen psychischen Grundveranlagung einen nahrhaften Boden, um ihre chemischen Narben zu hinterlassen. Diese anderen Streßfaktoren sind Medikamente, Exzesse beim Konsum von Genußmitteln wie Kaffee, Alkohol, Zigaretten, Bewegungsmangel, Stoffwechselstörungen, die sich eingeschlichen haben, und andere Erkrankungen, Lärm: Im Zusammenhang mit jedem dieser Faktoren können Ohrgeräusche auftreten. Darüber mehr im nächsten Kapitel. Wer weiß: Vielleicht hat jeder schon von Geburt an seinen Tinnitus in sich. Die Frage ist nur, wann und durch welchen Auslöser er sich bemerkbar macht.

Fallbeispiel

»Im Ohr war alles wie Watte«

»Ich habe seit etwa sieben Monaten Tinnitus. Gerauscht hat es schon immer etwas in meinen Ohren. Auch war ich seit jeher recht lärmempfindlich. Wenn zwei Leute um mich herumstanden und beide redeten, war mir das schon zuviel. Ich stehe beruflich voll im Streß und fühle mich ziemlich belastet. Nicht so sehr durch die Arbeit mit den Schülern, sondern mehr durch das »Drumherum«.
Vor einigen Monaten bekam ich auf dem Tennisplatz ganz plötzlich einen Hörsturz. Im Ohr war alles wie Watte, und ich hörte fast nichts mehr. Außerdem empfand ich ein starkes Rauschen. Als ich meinen Arzt konsultierte, sagte er gleich, daß es sich um einen Hörsturz handele. Er schickte mich in eine Klinik, wo ich über zwei Wochen lang Infusionen erhielt. Das Gehör wurde besser, das

Rauschen nicht. Danach sagte man mir in der Klinik und beim Hausarzt, mehr könne man nicht machen. Vor kurzer Zeit gab mir meine Freundin einen Artikel aus der Zeitung, in dem über die Behandlung von Tinnitus in der Sauerstoffkammer berichtet wurde. So versuchte ich diese Therapie. Ich habe jetzt erst vier Fahrten in der Kammer gemacht, aber es geht mir zusehends besser. Ich habe auch über mich und mein Leben nachgedacht und meine, daß ich etwas kürzertreten sollte. Ich habe mich vor einigen Monaten vom Schuldienst suspendieren lassen und habe vor, mir eine neue Tätigkeit zu suchen.«

Bettina F., 45, Lehrerin in Wiesbaden

3. Woher kommt das Sausen? – Tinnitus ist unkalkulierbar

Tinnitus ist in keiner Weise berechenbar. Man kann weder seinen Anfang voraussagen noch seine Entwicklung oder sein Ende absehen. Dieses Kapitel befaßt sich mit der Entstehung von Ohrgeräuschen sowie auch mit Krankheitsbildern, die mit Ohrgeräuschen einhergehen können. Ein Schwerpunkt am Ende dieses Kapitels ist der Faktor Lärm, dem eine besondere Bedeutung bei der Entstehung von Ohrgeräuschen zukommt.

Da Tinnitus ein sehr subjektiv geprägtes Phänomen ist, fällt es schwer, allgemeingültige Grundsätze im Hinblick auf seine Ursachen zu formulieren. Die Forschung weiß, daß es Krankheiten gibt, die mit dem Auftreten von Ohrgeräuschen in ursächlicher Verbindung stehen; andererseits kennt man auch solche, bei denen Tinnitus nur als Begleitsymptom vorkommt. Ohrgeräusche stellen für sich kein eigenständiges Krankheitsbild dar. Sie sind lediglich ein Zeichen dafür, daß die Funktion des Gehörsystems in irgendeiner Weise gestört ist.

Die genaue Entstehung von Tinnitus ist bis heute noch unbekannt sie basiert auf Annahmen, auf die wir im Laufe dieses Kapitels noch näher eingehen werden.

Was ist eigentlich Hören? Es ist ein raffinierter physiologischer Vorgang – ein Prozeß der bewußten Wahrnehmung von Geräuschen. So werden in unserem Gehirn im Laufe unseres Lebens verschiedene Höreindrücke gespeichert. Deshalb sind wir auch in der Lage, einen Laut, den wir hören, wiederzuerkennen. Mit bestimmten Lauten verbinden wir deshalb auch Gefühle. »Das Ohr ist die Straße zum Herzen«, sagte Voltaire. Wir erkennen nur solche Geräusche, die wir schon einmal gehört haben oder die solchen Geräuschen ähnlich sind. Tinnitus ist ein uns unbekanntes Geräusch, und daher löst es solches Unbehagen aus.

Nun wollen wir uns vor Augen führen, wie unser Hörorgan überhaupt aussieht und funktioniert. Dieser Ausflug lohnt sich, denn bei den verschiedenen Ursachen für Tinnitus werden immer wieder Details aus diesem Bereich auftauchen.

Das Hörsystem

Die funktionelle Einheit des Hörsystems bilden das äußere Ohr, das Mittelohr und das Innenohr. Was man vom Hörsystem sehen kann, ist die Ohrmuschel. Sie dient als eine Art Trichter dazu, die Schallwellen aufzufangen. Die Ohrmuschel mündet in den äußeren Gehörgang, dessen Öffnung wir ebenfalls sehen können. Die Ohrmuschel und der äußere Gehörgang bilden das äußere Ohr. Der äußere Gehörgang führt in den knöchernen Teil des Schädels hinein. Er ist mit Haut ausgekleidet, in der sich zahlreiche kleine Drüsen (eine Art Schweißdrüsen) befinden, die das Ohrenschmalz (*lat. Cerumen*) absondern. Dieses hat den Zweck, gemeinsam mit den ebenfalls im Gehörgang vorhandenen Reusenhaaren, das Ohr vor Verunreinigung durch einfallende Staubteilchen, Insekten oder andere Fremdkörper zu schützen.

Der Gehörgang eines Erwachsenen ist etwa 2,5 – 3,5 cm lang. An seinem inneren Ende schließt sich das Trommelfell an. Diese elastische Membran bildet die Grenze zwischen dem äußeren Ohr und dem Mittelohr und hat einen Durchmesser von ca. 1 cm. Bei einer Ohrspiegelung schimmert es perlgrau. In der Mitte hat es eine Einbuchtung, da es an seiner inneren, dem Mittelohr zugekehrten Seite mit einem Gehörknöchelchen (dem Hammer) verwachsen ist. Das Trommelfell leitet die ihm durch die Ohrmuschel und den äußeren Gehörgang zugeführten Schallwellen an das Mittelohr weiter. Außerdem stellt es auch einen mechanischen Schutz gegen Fremdkörper, die in den Gehörgang gelangen, dar.

Das Mittelohr, auch Paukenhöhle genannt, ist ein knöchern begrenzter Hohlraum. Es ist etwa 2–5 mm breit und 7–15 mm hoch. Darin befinden sich drei Gehörknöchelchen, die aufgrund ihrer Form Hammer, Amboß und Steigbügel genannt werden. Sie sind durch zwei Gelenke miteinander verbunden und bilden, durch Muskeln fixiert, eine Art Kette. Der Stiel des Hammers ist, wie schon erwähnt, mit dem Trommelfell verwachsen. Die Platte des Steigbügels, des letzten Gehörknöchelchens in der Reihe, ist in das sogenannte ovale Fenster eingelagert, welches den Eingang zum Innenohr bildet. Das Mittelohr ist über die Eustachische Röhre oder Ohrtrompete mit dem oberen Teil des Rachens verbunden. Über sie erfolgt der Druckausgleich zwischen dem Mittelohr und dem Nasen-Rachen-Raum.

Das Innenohr oder Labyrinth ist das eigentliche Ohr. Hier befindet sich neben dem Hörorgan auch das Gleichgewichtsorgan. Das Hörorgan hat

die Form einer Schnecke, die beim Menschen 2,5 Windungen hat. Im Schneckengang befindet sich das Corti-Organ, das auf einer feinen Membran (der Basilarmembran) aufsitzt, die quer durch den Schneckengang gespannt ist. Das Corti-Organ setzt sich aus ca. 25 000 sehr feinen Haarzellen, eine Art Sinneszellen, zusammen, die das eigentliche Hörorgan bilden. Der Schneckengang enthält die Endolymphe. Oberhalb und unterhalb des Schneckenganges liegen die sogenannten perilymphatischen Räume – die Vorhoftreppe und die Paukentreppe. In ihnen befindet sich Perilymphe.
Wie die Endolymphe ist es eine gallertartige Flüssigkeit.

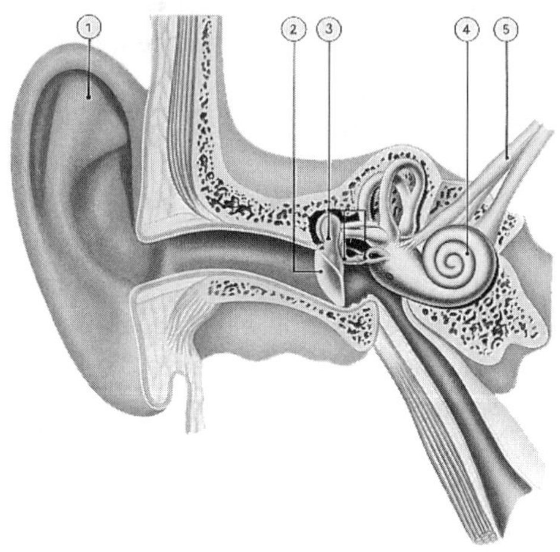

Die Ohrmuschel (1) sammelt den Schall und leitet ihn zum Trommelfell (2) weiter. Von dort wird er durch drei Knöchelchen (3) auf die Schnecke (4) übertragen. Der Hörnerv (5) führt die elektrischen Impulse dem Gehirn zu.

Der Hörvorgang

Die vom Ohr aufgefangenen Schallwellen werden über das Trommelfell auf die drei Gehörknöchelchen im Mittelohr übertragen. Das letzte in dieser Reihe, der Steigbügel, ist mit seiner Platte im ovalen Fenster eingelagert, welches den Eingang zur Innenohrschnecke bildet. Durch die Über-

tragung der Schallwellen werden in der lymphatischen Flüssigkeit im Inneren der Schnecke Druckwellen erzeugt, die wiederum die Härchen der Sinneszellen des Cortischen Organs erregen. Diese senden dadurch Nervenimpulse aus, die über den Schneckennerv an das Gehirn weitergeleitet werden.
Die unterschiedlichen Töne, die wir hören, sind verschiedenen Sinneszellen zugeordnet. Der Eindruck eines Klanges oder Geräusches entsteht durch die zusammengesetzten Impulse, die durch die Erregung hunderter verschiedener Sinneszellen ausgelöst, an das Gehirn weitergeleitet und dort erkannt werden.

Objektiver Tinnitus und seine Ursachen

Wie entstehen Ohrgeräusche, und wodurch werden sie verursacht?
Erinnern wir uns an die Unterteilung in objektiven und subjektiven Tinnitus. Objektiver Tinnitus ist nachweisbar, da ihm definierbare, objektiv nachvollziehbare physikalische Phänomene zugrunde liegen. Auch eine außenstehende Person kann diese Ohrgeräusche durch Meßgeräte wahrnehmen.
Wo liegt die Ursache objektiver Ohrgeräusche, und welche Vorgänge im Körper können solche Geräusche auslösen? Da sind zunächst die vaskulären, also gefäßbedingten Ursachen. Normalerweise hören wir nicht, wie unser Blut durch die Adern fließt, es sei denn, wir befinden uns in einem absolut ruhigen Raum und stehen unter innerer Anspannung oder wir haben uns unmittelbar davor körperlicher Belastung ausgesetzt. Dies sind Situationen, in denen unsere Herztätigkeit und unser Kreislauf in verstärktem Maße beansprucht werden. Die Herzleistung wird erhöht, das Blut wird in schnelleren Stößen in das Gefäßsystem gepumpt. Dabei verstärken sich die Strömungsgeräusche des Blutes, die wir dann als Pochen oder Pulsieren wahrnehmen können. Wenn sich die Kreislauftätigkeit wieder beruhigt hat, verschwinden diese Erscheinungen von selbst.
Wenn aber unter normalen Umständen, also wenn man keiner erhöhten Belastung irgendwelcher Art ausgesetzt ist, solche pulsierenden, klopfenden Geräusche zu hören sind, dann hat das eine krankhafte Bedeutung. Es ist ein Zeichen dafür, daß das Blut nicht ungehindert durch die Gefäße fließen kann. In erster Linie resultiert dies aus Verengungen der Blutge-

fäße. Diese können im Inneren der Gefäße entstehen, nämlich durch atherosklerotische Ablagerungen oder krankhafte Auswölbungen der Gefäßinnenwände, oder aber durch äußeren Druck, am häufigsten verursacht durch eine Geschwulst der umliegenden Strukturen. Dabei drückt das unkontrolliert wachsende Gewebe von außen auf das Gefäß und verengt so dessen Lumen (Innenraum). Wenn das Lumen eingeengt ist, entstehen beim Fließen des Blutes, das ja immer noch in gleicher Menge das Gefäß passieren muß, um die entsprechenden Gewebe zu versorgen, Turbulenzen. Diese sind vergleichbar mit den Stromschnellen eines Flusses, die ja auch an verengten Stellen entstehen und rauschen.

Solche Veränderungen im Bereich der Gefäße, die das Ohr versorgen, verursachen Ohrgeräusche. Diese haben in den meisten Fällen einen klopfenden Charakter und sind synchron mit dem Herzschlag. Macht man ein paar Kniebeugen, so beschleunigt sich der Herzschlag und damit auch der Tinnitus. Diese Ohrgeräusche kann Ihr Arzt mit seinem Stethoskop als Rauschen wahrnehmen, wenn er z. B. Ihre Halsschlagader abhört oder Ihre Schädeldecke, je nachdem wo sich eine solche Verengung, fachlich ausgedrückt Stenose, befindet. Die Adern, die das Ohr versorgen, verlaufen nämlich zum einen Teil innerhalb und zum anderen Teil außerhalb des Ohres.

Auch zu hoher Blutdruck und ein Herzfehler können zu solchen objektiven Ohrgeräuschen führen, die einen strömungsartigen Charakter haben.

Im weitesten Sinne gehören zu den gefäßbedingten Ursachen auch diejenigen, die zu veränderten Fließeigenschaften des Blutes führen – zum Beispiel ein Zuviel oder Zuuwenig an roten Blutkörperchen. Diesen Ursachen wollen wir uns jedoch an anderer Stelle eingehender widmen.

In den meisten Fällen ist das Hörvermögen bei objektiven Ohrgeräuschen nicht gestört. Was aber gestört sein kann, ist das Sprachverständnis bei der zwischenmenschlichen Kommunikation, da das Rauschen, das wellenartig stärker wird, vereinzelte Silben übertönen kann, so daß diese dann nicht verstanden werden.

Diese gefäßbedingten Störungen sind verhältnismäßig selten. Sie können schleichend beginnen oder sich auch ganz plötzlich einstellen. Auf jeden Fall bedürfen sie einer sehr genauen abklärenden Diagnostik, da ihre Ursachen nicht ganz ungefährlich sind.

Objektive Ohrgeräusche haben einen hohen objektiven Krankheitswert. Sie sind also immer sehr ernst zu nehmen.

Wenn Sie ein pulsierendes Ohrgeräusch feststellen, lassen Sie sich bitte auf keinen Fall nur rein symptomatisch behandeln, bevor Sie nicht sehr gründlich und fachkundig untersucht wurden! Bei Gefäßanomalien ist in der Regel ein chirurgischer Eingriff nötig, um das betreffende verengte Gefäß wieder völlig durchgängig und somit auch voll funktionstüchtig zu machen.
Als relativ harmlose Untergruppe sind noch pulsierende Ohrgeräusche zu erwähnen, die eine Mittelohrentzündung begleiten.
Bei einer akuten Mittelohrentzündung gelangen Bakterien oder Viren aus dem Nasen-Rachen-Raum im Laufe einer Erkältungskrankheit ins Mittelohr.
Dabei treten neben dem pulsierenden oder klopfenden Ohrgeräusch und einer dumpfen Hörminderung noch die typischen Anzeichen einer Mittelohrentzündung auf. Diese kann schon der HNO-Arzt mit relativ wenig Aufwand feststellen. Auch die Therapie ist weniger invasiv, also in den Körper eindringend, als bei den oben genannten Ursachen. Je nach Schwere der Beschwerden reicht in den meisten Fällen die Einnahme von Antibiotika, verbunden mit der Anwendung von Ohrentropfen – das entscheidet der Facharzt. Nur in einigen Fällen, wo es zu einer größeren Ansammlung von Eiter im Mittelohr gekommen ist, wird der Arzt das Trommelfell etwas einritzen, damit der Eiter ungestört abfließen kann. Wichtig ist eine sofortige ärztliche Behandlung, da die nicht behandelte oder ausgeheilte akute Entzündung sonst chronisch werden kann. Sie kann auch zu weiteren schweren Komplikationen wie der Hirnhautentzündung führen.

Muskuläre Ursachen

Die zweite große Gruppe der Ursachen eines objektiven Tinnitus stellen muskuläre Störungen dar. Diese können sich im Bereich der Muskulatur der Eustachischen Röhre, der Muskulatur des Gaumens oder der Muskeln des Innenohres, die die Gehörknöchelchen verbinden, zeigen. Die Eustachische Röhre verbindet das Mittelohr und den Rachen und sorgt so für Druckausgleich. Dies ist wichtig beim Tauchen oder wenn es darum geht, Höhenunterschiede zu bewältigen. Wir spüren auch manchmal das leichte oder stärkere Klicken beim Schlucken oder Gähnen. Taucher trainieren,

das Öffnen der Röhre willkürlich zu steuern, um den Druckausgleich besser durchführen zu können. Wenn die normalen Bewegungen der Röhre nicht koordiniert sind oder ihre Funktion aus anderem Grunde gestört ist, entstehen unwillkürliche Zuckungen, die man dann als Klicken in den Ohren empfindet. Das kann vereinzelt vorkommen oder in Salven mit einer Auslöserate bis zu fünf pro Sekunde und kann nur ein Ohr betreffen oder beide. Solche Zuckungen der Gaumenmuskulatur und der Muskeln im Bereich des Mittelohres können Tinnitus auslösen.
Die Betroffenen empfinden es in der Regel als sehr belästigend. Diese Störung ist jedoch nicht von Dauer; sie kann nur an bestimmten Tagen auftreten, zu einer bestimmten Zeit.

Objektive Ohrgeräusche
Objektive Ohrgeräusche sind nachweisbar, man kann sie messen oder mit bestimmten Geräten registrieren. Sie kommen nicht sehr häufig vor und stellen eine kleine Untergruppe der Ohrgeräusche insgesamt dar. Sie sind jedoch relativ gesehen gefährlicher als die subjektiven Ohrgeräusche, da ihnen eine ernstzunehmende organische Veränderung zugrunde liegt. Deshalb ist es unbedingt nötig, die Ursache sobald wie möglich genau abzuklären. Die Therapie ist meist chirurgischer Art – also eine Operation.

Subjektiver Tinnitus und seine Ursachen

Im Gegensatz zum objektiven Tinnitus sind die Ursachen sowie die Entstehungsmechanismen der subjektiven Ohrgeräusche fast völlig ungeklärt. Zur Entstehung gibt es lediglich einige Hypothesen. Wir wollen nur kurz die verschiedenen Ansätze aufzeigen, da weitere Ausführungen zu diesem Punkt den Rahmen dieses Buches in fachlicher Hinsicht sprengen würden. Interessierte finden Hinweise für weiterführende Literatur zu diesem Thema am Ende des Buches.
Das grundlegende Krankheitsgeschehen, das zur Entstehung von Ohrgeräuschen führt, ist eine Störung der Funktion der Sinneszellen im Bereich des Innenohres, des Hörnervs oder des Gehirns. Die gestörte Funktion könnte man auch als krankhafte Aktivität oder Erregbarkeit bezeichnen.
Der Aufnahme von Schallwellen und ihrer Weiterleitung liegt die Übertra-

gung elektrischer Nervenimpulse zugrunde, ein stetiger Auf-und Abbau von elektrischen Ladungen, der weitergeleitet wird. Die elektrischen Ladungen entstehen durch elektrisch geladene Teilchen im Zellinneren und außerhalb der Zellen. Für das einwandfreie Funktionieren der Übertragung von elektrischen Reizen muß ein Gleichgewicht in der Verteilung dieser elektrischen Ladungen vorhanden sein. Wird dieses gestört, so wird auch die elektrische Aktivität bei der Reizentstehung und Weiterleitung gestört.

Geschieht dies im Bereich der Hörbahn, können Ohrgeräusche auftreten. Das bestehende Gleichgewicht dieser elektrischen Ladungen kann auf unterschiedliche Weise gestört werden. Sowohl Veränderungen in der Durchblutung als auch im Stoffwechsel können sich negativ auswirken.

Wir wollen hier die häufigsten bekannten Ursachen der subjektiven Ohrgeräusche beleuchten:

Hörsturz

Er steht in der Häufigkeit an erster Stelle. 90% der Hörstürze gehen mit Tinnitus einher. Unter einem Hörsturz versteht man einen plötzlich einsetzenden, meist einseitigen Hörverlust. Die genaue Ursache ist bis heute noch nicht geklärt. Man vermutet zum einen, daß Durchblutungsstörungen oder Virusinfektionen dafür verantwortlich sind. Zum anderen gibt es die Hypothese, daß der Hörsturz durch ein autoimmunes Geschehen (im Sinne einer allergischen Reaktion des Körpers auf sich selbst) oder einen Riß des ovalen Fensters entsteht, das den Eingang zum Innenohr bildet. Welche Bedeutung der Faktor Streß bei der Entstehung des Hörsturzes hat, ist ebenfalls noch unklar.

Charakteristisch für den Hörsturz ist neben der plötzlichen starken Gehörminderung ein dumpfes Völlegefühl im Ohr wie auch ein mehr oder weniger stark ausgeprägtes Ohrensausen. Das Ohrensausen muß nicht gleich am Anfang da sein, es kann sich auch erst einige Stunden später einstellen.

Andererseits sind auch Fälle bekannt, wo Ohrgeräusche der Vorbote eines Hörsturzes waren.

Beim Auftreten solcher Beschwerden sollten Sie sofort einen Arzt aufsuchen. Zur Wiederherstellung des Gehörs ist es unbedingt nötig, daß Sie

ruhiggestellt werden und daß umgehend eine entsprechende Therapie eingeleitet wird, am besten schon in den ersten 24 Stunden. Bei einem so frühen Behandlungsbeginn kann mit der Wiederherstellung des Gehörs in fast 90% der Fälle gerechnet werden. Allerdings kommt es auch ohne Therapie in 65% der Fälle zu einer spontanen Besserung. Das sollte für Sie jedoch kein Grund sein, auf den Arztbesuch zu verzichten.
Die begleitenden Ohrgeräusche können sich in einem mehr oder minder ausgeprägten Maße halten. Die Therapie eines Hörsturzes entspricht der eines akuten Tinnitus. Dazu mehr in Kapitel 5.

Menière-Krankheit

Eine weitere Krankheit, die mit Tinnitus einhergeht, ist die Menière-Krankheit. Sie hat ihre Ursache in einer krankhaften Veränderung im Bereich des Innenohres. Von ihren Anzeichen her erinnert sie sehr an den Hörsturz. Ihre Hauptmerkmale sind ebenfalls Schwerhörigkeit und Tinnitus. Diese treten jedoch anfallartig auf, begleitet von Drehschwindel wie auch von Übelkeit und Erbrechen. In den dazwischenliegenden anfallfreien Intervallen verschwinden die Symptome, der Patient ist beschwerdefrei. Die Schwerhörigkeit nimmt jedoch im weiteren Krankheitsverlauf von Anfall zu Anfall zu. Die bestehenden Ohrgeräusche sind ebenfalls ständig vorhanden, können aber in ihrer Intensität Schwankungen unterliegen.

Altersschwerhörigkeit

Auch die Altersschwerhörigkeit, im medizinischen Fachjargon als Presbyakusis bezeichnet, wird sehr häufig von subjektivem Tinnitus begleitet. Diese Art von Schwerhörigkeit ist, wie der Name schon sagt, eine Folge des Alterns oder besser der mit dem Alter einsetzenden degenerativen Prozesse im Innenohr. Hinzu kommen noch die sich im Laufe des Lebens summierenden Schädigungen des Hörorgans durch Lärm und ototoxische Einflüsse, so daß man diese Schwerhörigkeit auch als eine Art Zivilisationskrankheit ansehen kann. Hierbei kommt es zu einer sich allmählich entwickelnden Höreinschränkung. Zunächst hören die Betroffenen nur hohe Töne schlechter, etwa das Telefon oder das Läuten der Türklingel.

Im weiteren Voranschreiten der Krankheit kommt eine immer schlechter werdende Sprachverständlichkeit hinzu.
Ohrgeräusche sind auch hier ein häufiges Begleitphänomen, die sich aufgrund der zunehmenden kommunikativen Isolation der älteren Menschen immer mehr in den Vordergrund drängen. Die Therapien, die hier Anwendung finden, sind neben der Anpassung eines Hörgerätes mehr allgemein regenerative Maßnahmen, um dem Alterungsprozeß entgegenzuwirken, oder spezielle Substanzen, die der Durchblutungsförderung dienen. Mehr dazu im Therapieteil von Kapitel 5.

Verletzungen und ihre Folgen

Auch Verletzungen können Ohrgeräusche verursachen. So kann das Trommelfell durch Einführen diverser Gegenstände in den Gehörgang (wie z.B. Streichhölzer, Stricknadeln oder Wattestäbchen) auf direkte Weise verletzt werden. Oder es kommt durch erhöhte Luftdruckeinwirkung zu einer indirekten Verletzung, etwa nach einer Explosion oder einem Schlag auf das Ohr. In beiden Fällen kann das Trommelfell zerreißen. Auch Fremdkörper, die sich im Gehörgang festgesetzt haben, können Ohrgeräusche hervorrufen.
Ebenso können die stumpfe Verletzung des Schädels (Schädelprellung) oder auch ein komplexes Schädelhirntrauma Ohrgeräusche nach sich ziehen.
Bei Verkehrsunfällen kommt es häufig zu Schädelbasisfrakturen, wobei meist auch das Felsenbein, in welchem sich das Innenohr befindet, betroffen ist. Dies hat eine direkte Schädigung des Mittel- und/oder Innenohres zur Folge.

Akustikusneurinom

Das Akustikusneurinom ist eine seltene gutartige Geschwulst im Bereich des Hörnervs. Sie geht aus Zellen der Nervenscheide, in die der Nerv eingelagert ist, hervor. Durch ihr Wachstum drückt sie auf die umliegenden Strukturen. Die Folge sind Ausfallerscheinungen im Bereich der betroffenen Nerven, insbesondere des Hörnervs, zu denen auch Ohrgeräusche,

Hörminderung und Gleichgewichtsstörungen gehören. Zu einer gewissenhaft durchgeführten und umfassenden Tinnitus-Diagnostik gehört es, einen solchen Tumor auszuschließen. Dies ist durch eine Kernspintomographie möglich. Diese Technik ermöglicht eine höhere diagnostische Sicherheit als die bislang angewandte computertomographische Untersuchung unter Gabe eines Kontrastmittels. Die Therapie ist hier operativer Art, mit einer sehr guten Prognose bei rechtzeitiger Diagnose der Erkrankung.

Vergiftungen

Eine ganze Reihe von Medikamenten enthalten Wirkstoffe, die toxisch, also giftig, auf den Hörapparat wirken und somit Ohrgeräusche auslösen können.

Sie heißen auch ototoxische, also für das Ohr giftige Substanzen. An erster Stelle ist hier die Acetylsalicylsäure (Wirkstoff des Aspirins), die in vielen Schmerzmitteln enthalten ist, zu erwähnen. Allerdings haben nur sehr hohe Dosen diese negative Wirkung. Wenn Sie über längere Zeit hinweg Schmerzmittel hochdosiert eingenommen haben, bevor Ihre Ohrgeräusche auftraten, denken Sie daran, daß das mit dem Medikament in Zusammenhang stehen könnte. Auch Chinin, ein Wirkstoff, der hauptsächlich gegen Malaria angewandt wird, kann als Nebenwirkung Ohrgeräusche nach sich ziehen. Also: Falls Ihre Ohrgeräusche nach einem Tropenurlaub auftraten, für den Sie vorbeugend chininhaltige Mittel eingenommen haben, könnte das der Auslöser Ihrer Ohrgeräusche gewesen sein.

Weitere Medikamente – hier sind nur die häufigsten genannt –, die Ohrgeräusche auslösen können, sind:

- Diuretika (harntreibende Mittel), die bei zu hohem Blutdruck oder bei Ansammlung von Körperflüssigkeiten im Gewebe (Ödemen) verordnet werden.
- Aminoglykoside, Antibiotika gegen schwere Infektionskrankheiten.
- Indometacin, ein wirksames Mittel gegen rheumatische Erkrankungen und Schmerzzustände im Bereich des gesamten Bewegungsapparates.
- Diclofenac, ein Mittel gegen Schmerzen im Bewegungsapparat, das auch eine entzündungshemmende Wirkung hat.

- Propanolol, ein sogenannter Betablocker, der gegen Herzrhythmusstörungen und hohen Blutdruck verordnet wird.
- Cisplatin, ein Antikrebsmittel.
- Carbamazepin, ein Mittel gegen Epilepsie, das auch bei bestimmten neurologischen Erkrankungen, die mit Tinnitus einhergehen, zur Therapie eingesetzt wird, kann paradoxerweise auch selbst zu Tinnitus führen.

Auch Mittel gegen Allergien, die sog. Antihistaminika, oder Präparate zur Senkung erhöhter Blutzucker- oder Blutfettwerte können Ohrgeräusche verursachen. Oft wird dies im Beipackzettel nicht speziell vermerkt. Bitte sprechen Sie mit Ihrem Arzt darüber, wenn Sie den Verdacht haben, daß ein Zusammenhang bestehen könnte zwischen einem Medikament, das Sie einnehmen, und den Ohrgeräuschen. Der Tinnitus, den die genannten Arzneimittel auslösen können, muß nicht von Dauer sein und kann mit oder ohne Hörverlust einhergehen. Weiterhin können Kaffee (durch das Koffein), Zigaretten (Nikotin) und Alkohol Ohrgeräusche auslösen oder bereits bestehende verstärken.
Die Mehrzahl der entstandenen Ohrgeräusche sind reversibel, d.h., sie hören mit dem Absetzen des entsprechenden Mittels, das die Ohrgeräusche erzeugt hat, auf. Ob das Ohrgeräusch durch die entsprechende Substanz tatsächlich verursacht wurde, kann man durch einen einfachen »Auslaß-Versuch« feststellen.

Immunogene Schwerhörigkeit

Es gibt auch recht seltene Erkrankungen, die für einen Tinnitus von Belang sein können. Dazu zählt die immunogene Schwerhörigkeit. Dies ist eine durch eine Immunstörung im Sinne einer allergischen Reaktion ausgelöste Schwerhörigkeit, bei der Ohrgeräusche als Begleitsymptom auftreten. Der Krankheitsprozeß kann sich im Bereich der Nasenschleimhaut, der Membranen im Innenohr oder der Gefäße, die das Innenohr versorgen, abspielen. Der sogenannten hereditären sensorineuralen Schwerhörigkeit liegt eine erblich bedingte Schallempfindungsstörung zugrunde, welche ebenfalls häufig von Ohrgeräuschen begleitet wird. Eine Sonderform ist die sensorineurale Schwerhörigkeit unklarer Genese. Wie der Name schon sagt, ist die Ursache dieser Schwerhörigkeit unbekannt. Die Schallempfindung ist auf unklare Weise gestört und führt auch zur Entstehung von Ohrgeräuschen.

Otosklerose

Die Otosklerose ist eine vererbbare Erkrankung, deren Hauptsymptome zunehmende Schwerhörigkeit und Ohrensausen sind. Die Ursache ist ein Prozeß des Knochenumbaus, meist im Bereich des ovalen Fensters, wobei die Platte des Steigbügels im ovalen Fenster fixiert wird. Dies bewirkt Störungen in der Schalleitung. Bei Beteiligung des Innenohres kann zusätzlich noch eine Schallempfindungsstörung vorliegen, die dann zu Ohrgeräuschen führt. Die Krankheit beginnt zwischen dem 20. und 30. Lebensjahr und betrifft häufiger Frauen. Typisch ist, daß es während der Schwangerschaft zu einer Verschlimmerung der Beschwerden kommen kann. Die Therapie ist meist operativ, doch die Ohrgeräusche bleiben in der Regel bestehen, da durch den Eingriff nur die Störung in der Schalleitung behoben werden kann. Wenn ein operativer Eingriff nicht durchführbar ist oder vom Patienten abgelehnt wird, erfolgt die Anpassung eines Hörgerätes.

Chronische Mittelohrentzündung

Diese Krankheit kann als Schleimhauteiterung oder als Knocheneiterung auftreten. Sie ist meist mit einem Defekt im Trommelfell verknüpft und hat unter anderem eine Schwerhörigkeit und Ohrgeräusche zur Folge.

Herz- und Kreislauferkrankungen

Diese Erkrankungen kann man auch unter dem Begriff Durchblutungsstörungen zusammenfassen. Zu hoher Blutdruck kann ebenso wie zu niedriger Ohrgeräusche auslösen. Der Blutdruckanstieg oder -abfall kann nur eine vorübergehende, sogenannte funktionelle Störung sein. Es kann aber auch ein ernsthaftes organisches Leiden dahinterstecken. Ein Herzklappenfehler zum Beispiel vermindert die Pumpleistung des Herzens erheblich und zieht so eine anhaltende Minderdurchblutung nach sich.

Ebenso nimmt die Pumpleistung ab, wenn der Herzmuskel infolge des Alterns insgesamt geschwächt ist.
Auch eine Gefäßmißbildung hat ähnliche Folgen. Je nachdem, wo sie sich befindet, wird das von dem betroffenen Gefäß zu durchblutende Gewebe unterversorgt. Wenn es sich dabei um ein Gefäß handelt, das das Blut zum Kopf führt, kann eine solche Störung Ohrgeräusche auslösen.
In jedem Fall bedarf es einer gründlichen Abklärung der Ursache.
Auch eine fortgeschrittene Arteriosklerose kann durch die Gefäßverengungen, die als Folge von zunehmenden Ablagerungen an den Gefäßwänden entstehen, ein ursächlicher Faktor beim Auftreten von Ohrgeräuschen sein.

Blut als ein besonderer Saft

Dem Blut kommt im Zusammenhang mit Tinnitus eine gewichtige Bedeutung zu. So kann eine Anämie, der Mangel an roten Blutkörperchen, Eisen oder rotem Blutfarbstoff, Ohrensausen auslösen. Aber auch ein Zuviel an roten Blutkörperchen, die Polyglobulie, kann diesen Effekt haben. Die Blutviskosität (Fließfähigkeit des Blutes) ist sehr wichtig für eine gute Durchblutung. Zu dickes Blut fließt erheblich schwerer durch die Adern als dünnflüssigeres und kann so zu erheblichen Durchblutungsstörungen und in der Folge zu Ohrensausen führen. Dickes Blut begünstigt auch die gefährlichen Ablagerungen an den Gefäßwänden. Hierzu eine allgemeine Bemerkung: Schon durch eine gesunde Lebensführung können Sie die Fließfähigkeit des Blutes günstig beeinflussen. Es empfiehlt sich, von Zeit zu Zeit die Blutviskosität durch einen einfachen Labortest zu überprüfen. Gegebenenfalls bieten sich dann ein Aderlaß mit einer nachfolgenden Infusion zur Blutverdünnung an.

Stoffwechselerkrankungen

Die Ärzte wissen, daß bei einigen Stoffwechselstörungen Ohrgeräusche ein begleitendes Symptom sein können, z.B. bei Fettstoffwechselstörungen, Gicht oder Diabetes (Zuckerkrankheit). Aber auch Nierenleiden, Funktionsstörungen der Schilddrüse und Vitaminmangel können zu Ohrgeräuschen führen. Eine direkte schädigende Wirkung auf den Hörapparat ist bei diesen Zuständen allerdings nicht bekannt. Deshalb nimmt man an, daß es der mittelbare schädigende Einfluß ist, der zu einer Unterversorgung der Sinneszellen mit Sauerstoff führt und Störungen der Funktion des Hörapparates auslösen kann.

Das HWS-Syndrom

Veränderungen im Aufbau der Halswirbelsäule (HWS) stehen oftmals in Verbindung mit dem Auftreten von Ohrgeräuschen. Diese Veränderungen mit ihren vielfältigen Ausfallerscheinungen, die in der Medizin unter dem Begriff HWS-Syndrom zusammengefaßt werden, können sich einerseits als Abnutzungserscheinung (degenerative Veränderungen) im Laufe der Jahre einschleichen oder aber durch Gewalteinwirkung entstehen – z.B. als HWS-Schleudertrauma nach einem Autounfall.
Die Ohrgeräusche, die im Rahmen eines solchen HWS-Syndroms in Erscheinung treten, sind meist einseitig (außer nach einem Schleudertrauma, wo sie beidseitig sind), von ihrer Qualität her variabel und bewegungsabhängig. Bei Veränderungen der Kopflage können sich also auch die Ohrgeräusche verändern. Meist sind es jüngere Patienten, die betroffen sind. Das Hörvermögen ist normal, es besteht also keine Hörminderung. Falls Sie solche bewegungsabhängige Ohrgeräusche bei sich bemerken, lassen Sie sie durch einen erfahrenen Orthopäden abklären. Oft genügt schon ein gezielter Handgriff eines Chirotherapeuten, um diese zu beheben. Tips dazu finden Sie im Kapitel 5.

Wichtige Merkmale, die darauf hindeuten, daß Ihr Tinnitus durch eine Störung im Bereich der Halswirbelsäule (HWS) verursacht ist

- die Qualität und die Lautstärke Ihres Tinnitus schwanken
- in bestimmter Lage des Kopfes oder auch des Körpers verändert sich das Ohrgeräusch
- das Ohrgeräusch verändert sich durch körperliche oder sportliche Betätigung
- bei der orthopädischen Untersuchung der HWS oder bei der Massage der Nacken-Schulterpartie verändert sich auch Ihr Tinnitus

- Sie haben schon selbst bei sich Druckpunkte im Bereich Ihres Nackens oder auch Kopfes festgestellt, durch deren Druck oder Massage sich Ihr Tinnitus verändert
- Ihr Ohrgeräusch ist einseitig (Ausnahme: wenn dem Auftreten des Tinnitus ein Schleudertrauma der HWS vorausgegangen ist, z.B. bei einem Auffahrunfall, ist der Tinnitus in der Regel beidseitig)
- Sie sind noch relativ jung
- Ihr Gehör ist normal

Ursachen im Kieferbereich

Abnutzungserscheinungen im Bereich des Kiefergelenkes in Form einer Arthrose oder auch nur als Verspannung der Kaumuskulatur können Tinnitus auslösen. Dies ist schon möglich durch eine sogenannte Malokklusion, eine Störung im Bereich der Kauflächen, wobei es zu einer fehlerhaften Schlußbiß-Stellung kommt. Auch Streß und innere Spannungszustände unterstützen die Entstehung solcher Störungen, da dabei unwillkürlich die Kiefer zusammengepreßt werden. Daraus resultieren Verspannungen der Kaumuskulatur und das nächtliche Zähneknirschen (Bruxismus). Es ist immer empfehlenswert, einen Zahnarzt oder Kieferorthopäden zur Abklärung und Behandlung solcher Störungen hinzuzuziehen. Auch physiotherapeutische Maßnahmen helfen gegen diese Verspannungen, die sich auch auf die Muskulatur des Halses und der HWS übertragen können. In einigen Fällen kommt eine psychotherapeutische Behandlung in Betracht, um die inneren, dem einzelnen unbewußten Spannungszustände abzubauen.

Wenn die Zähne schuld sind

Eine fehlerhafte Schlußbiß-Stellung kann auch durch schlecht angepaßten Zahnersatz verursacht werden und so die oben erwähnten Störungen nach sich ziehen. Entzündliche Erkrankungen der Zähne können sich auf das Ohr übertragen und zu Auswirkungen im Bereich des Hörorgans führen.

Zahnfüllungen aus Amalgam können durch die Amalgambelastung des Körpers unter anderem auch Tinnitus auslösen.

Narkose

Bei der verringerten Funktion des Herz-Kreislauf-Systems während einer Narkose, die oft gravierende Blutdruckschwankungen zur Folge hat, kann eine vorübergehende Minderdurchblutung des Innenohres eintreten, die Ohrgeräusche nach sich ziehen kann. Auch Narkosemittel haben bisweilen eine direkte toxische Wirkung auf die Strukturen des Innenohres und lösen damit Ohrgeräusche aus. Bei der Narkose sollte man auf eine sachgemäße Lagerung des Kopfes achten, da andernfalls Blockaden im Bereich der HWS ausgelöst werden können, die ihrerseits wiederum zu Ohrgeräuschen führen können.

Allergien

Die Forscher vermuten, daß mit der steigenden Umweltbelastung durch verschiedene Schadstoffe unser Körper auch auf ganz alltägliche Einflüsse immer sensibler reagiert. Er reagiert allergisch, wobei eine ganze Skala von allergischen Reaktionen auf die verschiedensten Substanzen möglich ist. Viele von uns tragen allergische Veranlagungen in sich. Irgendwann einmal, meist in einer Lebensphase der verringerten Abwehrbereitschaft des Körpers und als Folge eines überforderten Immunsystems, bricht die Allergie aus. Im Zeichen dieser Allgemeinschwäche, die sich bisweilen auch an anderen Organen äußert – an der Haut als Ekzem oder an der Nasenschleimhaut als »verstopfte Nase« – kann sich auch Tinnitus einstellen. Insofern kann es einen Zusammenhang zwischen Allergien und Ohrgeräuschen geben, Tinnitus allein ist jedoch nie auf eine Allergie zurückzuführen.

Wenn also alle anderen Diagnosen fruchtlos waren, bei Ihnen aber Anzeichen vorhanden sind, daß in Ihnen noch »etwas schlummert«, so lohnt sich ein Allergietest. Er kann vom Hausarzt, einem Hautarzt oder einem naturheilkundlich orientierten Mediziner durchgeführt werden. Meist geschieht dies in Form eines sogenannten Epikutan-Tests: Geringe Mengen des Mittels, das unter Verdacht steht, der Auslöser der allergischen Reaktion zu sein, werden unter die Haut gespritzt. Reagiert der Körper allergisch, hat man den »Übeltäter« identifiziert, kann ihn »löschen« oder den Körper durch eine Desensibilisierung unempfindlich dafür machen. Eine ganz elegante Art des Austestens ist die Elektroakupunktur. Sie wird von naturheilkundlich orientierten Medizinern und insbesondere Zahnärzten angeboten. Gerade im Zahnbereich gibt es nicht nur Amalgam, sondern auch zahlreiche andere Stoffe, auf die die Patienten allergisch reagieren.

Infektionskrankheiten

Tinnitus kann auch als Folge eines Schwächezustands auftreten, der auf eine Infektionskrankheit zurückgeht, die nicht unmittelbar das Organ Ohr betrifft. In erster Linie handelt es sich dabei um Virusinfektionen. Ob eine Infektion stattgefunden hat, läßt sich auch im nachhinein diagnostizieren. Bei einer Infektion bildet der Organismus gegen die Eindringlinge, also die Viren, Antikörper, die auch später noch im Blut nachgewiesen werden können. Auch Syphilis, eine HIV-Infektion oder eine Borreliose können Ohrgeräusche nach sich ziehen.

Ohrenschmalzpfropf

Zu guter Letzt noch eine ganz banale und harmlose Ursache, die aber ebenfalls quälende Ohrgeräusche auslösen kann. Diese sind dann mit einem dumpfen Gefühl der Schwerhörigkeit verbunden. Es geht um die verhärteten Pfropfen von Ohrenschmalz. Sie entstehen meist durch übertriebene Hygiene, nämlich beim Versuch, die Gehörgänge mit Wattestäbchen zu reinigen! Sie sollten auf keinen Fall die Ohrenschmalzpfropfen durch Manipulationen im Gehörgang mit Wattestäbchen oder spitzen Gegenständen (Haarnadeln u.ä.) selbst entfernen, da dabei eine Perforation des Trommelfells keine Seltenheit ist. Besser, Ihr Arzt verordnet Ihnen zur Auflösung der Pfropfen zunächst Ohrentropfen, um dann das Ohrenschmalz durch Ausspülen des Gehörgangs mit warmem Wasser fachkundig zu entfernen.

Tinnitus und Lärm

Lärm und die Entstehung von Tinnitus sind eng miteinander verbunden. Was ist eigentlich Lärm? Die Definition fällt schwer. Man kann sagen, Lärm ist ein sehr lautes Geräusch, das wir als störend empfinden. Doch jeder Mensch beurteilt das anders. Viel hängt von unserer Einstellung dem Geräusch gegenüber ab. Junge Menschen empfinden die Musik in der Disco oder zu Hause aus dem Radio gerade als laut genug, während sie für Ältere ein unausstehlicher Lärm ist. Dafür stört viele junge Menschen das Geräusch von Haushaltsgeräten, was wiederum die Hausfrau kaum berührt. Vieles ist eine Frage der subjektiven Bewertung und des subjektiven Maßes an Störempfinden.

Unter Lärm fassen wir also Geräusche zusammen, die wir subjektiv als unangenehm, störend und lästig empfinden. Im Alltag sind wir ständig von Lärm umgeben. In unseren Wohnungen vom Lärm der Haushaltsgeräte, von der ständigen Berieselung aus dem Radio und dem Fernsehgerät. Draußen leiden wir unter dem Lärm der Autos, der Flugzeuge, der Baustellen und, und, und. Für viele ist auch der Arbeitsplatz eine ständige Lärmquelle: Das reicht vom Rattern des Druckers oder dem Schrillen des Telefons in einem Büro bis hin zum wirklich gravierenden Lärm in der Industrie. Wir alle sind permanent dem Lärm ausgesetzt. Unser Hörorgan wird dadurch ständig beansprucht, die Sinneszellen werden ständig gereizt.

Wann nehmen wir uns Zeit für die Erholung? Wenn wir zuviel gelaufen sind, verspüren wir Muskelkater. Das ist ein Zeichen dafür, daß wir unsere Muskulatur zu sehr beansprucht haben. Dann führen wir bestimmt nicht gleich wieder das volle Trainingprogramm durch – das täte ja weh. Unser Hörorgan kann uns aber seine Überbeanspruchung nicht signalisieren. Oder doch? Sollte Tinnitus so ein Signal sein?

Lärm hat auch andere Auswirkungen, die nicht direkt das Hörorgan betreffen. Haben Sie nicht auch schon bemerkt, wie sich bei starkem Lärm Ihr Magen förmlich zusammenzieht? Das sind vegetative Reaktionen, gesteuert über das unbewußte vegetative Nervensystem, das auch die Reaktionen auf Streß steuert. Beim Lärm geht es eigentlich um genau das gleiche, denn Lärm ist nichts anderes als ein gewaltiger Streßfaktor.

Wir können uns aber der uns umgebenden Geräuschkulisse kaum entziehen. Wir sind dazu gezwungen, den Lärm im Alltag zu ertragen. Wir können nicht mit Ohrenschutz ins Büro gehen.

Lärm als Dauerstreß

Lärm hat auch einen guten Zweck: nämlich eine Alarmfunktion. Vor Urzeiten kündigte sich im knackenden Unterholz der Feind an, oder das Heulen des Windes signalisierte einen Sturm. Das war ein für den Menschen nützlicher Lärm, ein Alarm. Der Ausdruck Alarm kommt aus dem Lateinischen und heißt soviel wie »zu den Waffen«. Ein Alarmzeichen ist ein Warnsignal und löst in uns die in Kapitel 2 beschriebenen Streßmechanismen aus. Also auf in den Kampf und zu den Waffen oder das Heil in der Flucht suchen. Der Lärm unserer technisierten Welt hat jedoch seine Alarmfunktion weitgehend verloren, hat sich sinnlos verselbständigt. Wir sind fast ununterbrochen Lärm ausgesetzt, der uns vor nichts mehr warnt, aber uns quält. An Lärm können wir uns nicht gewöhnen. Wir werden vielleicht etwas weniger empfindlich für die Art Lärm, mit der wir ständig – etwa im Beruf – zu tun haben. Doch dies betrifft nur das persönliche Empfinden der Belästigung und ist keine echte Gewöhnung. Früher oder später stellen sich die Folgen ein. Lärm ist für den Körper eine Dauerbelastung – eine Art Dauerstreß.

Der Körper muß die Gelegenheit haben, Streß abzureagieren, da er sonst auf lange Sicht Schaden leidet. Wie der Streßforscher Hans Selye es ausdrückte: Es bilden sich durch nicht abreagierte Streßreaktionen chemische Narben im Körper. Es kommt also zu Folgen im Bereich des Stoffwechsels, die die Zellen schädigen. Erinnern wir uns an die Beschreibung des auslösenden Moments von Tinnitus am Beginn dieses Kapitels – eine Schädigung der Sinneszellen im Bereich der Hörbahn: Da wundert es nicht, wenn Lärm auf diese indirekte Weise Tinnitus auslösen kann.

Doch Lärm hat auch eine direkte schädigende Wirkung auf unseren Hörapparat. Schalleinwirkungen werden je nach Intensität und Beschaffenheit der Töne nicht nur als lästig, sondern auch als schmerzhaft empfunden. Eine akute starke Lärmeinwirkung bezeichnen wir als Lärmtrauma oder akustisches Trauma. Dies kann durch einen Knall, eine Explosion, aber auch durch eine stumpfe Kopfverletzung hervorgerufen werden. Dabei kommt es zu einer Schädigung des Trommelfells oder des Innenohres. Die Folge ist ein unmittelbarer Gehörverlust, der meist nur von kurzer Dauer ist. In einer Vielzahl der Fälle ist dies verbunden mit dem Empfinden subjektiver Ohrgeräusche.

Die nach einem einmalig erfolgten Lärmtrauma eingetretene Hörstörung

bessert sich zunächst, doch setzt man sich danach weiteren Lärmbelastungen aus, nimmt diese wieder zu.
Wer Lärm langandauernd auf sich wirken läßt, muß mit Lärmschwerhörigkeit rechnen. Dabei nimmt im Laufe der Jahre die Hörfähigkeit allmählich ab, zu Beginn kaum merklich, dann jedoch immer deutlicher. Diese Schwerhörigkeit betrifft beide Ohren und ist in der Mehrzahl der Fälle mit subjektiven Ohrgeräuschen verbunden.

ab 90 dB
Gehörschutz-Lärmauflage

ab 85 dB
Gefährdung des Gehörs nach Arbeitsstättenverordnung

ab 65 dB
Tageslärm:
20% höheres Infarktrisiko

ab 55 dB
Nahtlärm:
20% höheres Infarktrisiko

weniger als 55 dB
Tätigkeit bei der Konzentration, Aufmerksamkeit und Verantwortung gefordert sind

Düsenmaschine	**130**	Vulkanausbruch
Preßlufthammer	**120**	Wasserfall
Kreissäge	**110**	Orkan
Autohupe	**100**	Orkan
U-Bahn-Innenraum	**90**	Gewitter
Mopedgeknatter	**80**	Meerersbrandung
Straßenverkehr	**70**	Platzregen
normales Gespräch	**60**	Fröschequaken
leise Radiomusik	**50**	Nieselregen
leises Gespräch	**40**	Vogelgezwitscher
Flüstern	**30**	leichter Wind
Ticken einer Uhr	**20**	Rascheln von Laub
Computer	**10**	Flug einer Mücke
Denken	**0***	Fallen einer Feder

Hörschwelle
***DEZIBEL**

Die Lärmeinwirkung kann sich anfangs nur als allgemeine Befindlichkeitsstörung bemerkbar machen, etwa in Form von Kopfschmerzen, Schlafstörungen, einem Unruhegefühl, nervösen Herzstörungen oder schwankendem Blutdruck. Die Mediziner bezeichnen das als vegetative Störungen, da diese vom vegetativen, unbewußt gesteuerten Nervensystem ausgehen und sich unserer Kontrolle entziehen. Wenn wir uns an Kapitel 2 erinnern, erkennen wir in diesen Anzeichen genau die beschriebenen Streßsymptome wieder. Und Lärm ist ein Streßfaktor!
Die von Lärmschwerhörigkeit Betroffenen sind meist Personen, die von Berufs wegen einer andauernden übermäßigen Lärmeinwirkung ausgesetzt sind. Beispielsweise kann die Arbeit an Maschinen in der Industrie oder im Straßenbau zu massiven Schädigungen des gesamten Organismus führen. Doch auch Leute, die ständig lauter Musik ausgesetzt sind wie Discjockeys oder Tontechniker, bleiben davon nicht verschont. Lärmschwerhörigkeit ist unter den Berufskrankheiten der häufigste Versicherungsfall !

Fallbeispiel

»Ich dachte, ich bringe mich um«

»Ich habe seit acht bis zehn Jahren Ohrensausen. Es fing an, als ich eines Tages kurz vor Weihnachten aus der Dusche kam. Auf einen Schlag habe ich nichts mehr gehört. Nur noch ein lautes Brüllen hatte ich in den Ohren. Ich bekam mächtig Angst. Mein Gehör besserte sich am nächsten Tag etwas, aber es blieb ein starkes Pfeifen in beiden Ohren. Ich hörte zwar etwas mehr, aber alles war so dumpf, und ich verstand kaum etwas. Als ich meinen Hausarzt aufsuchte, machte er selbst eigentlich gar nichts, sondern schickte mich gleich zu einem HNO-Arzt. Der untersuchte mich mit einem Ohrenspiegel und stellte nur einen Pfropfen im Ohr fest. Ansonsten meinte er, da wäre nicht viel zu machen. Ich müßte mich mit der Sache abfinden. Er schlug vor, mir alle zwei Wochen eine Spritze mit einem Mittel zur Förderung der Durchblutung zu geben. Aber bei mir änderte sich nichts. Das Dröhnen wurde immer lauter und belastete mich immer mehr. Nach einem Vierteljahr dachte ich, ich bringe mich um.
Später, als ich zufällig mit meinem Hausarzt über die Sache sprach, nahm die-

ser die Therapie in die Hand und gab mir zweimal täglich eine Infusion mit je zwei Ampullen eines Mittels zur besseren Durchblutung. Nach etwa einem Jahr trat eine geringe Besserung ein. Während der Infusionen selbst verschwand das Rauschen schon mal für einige Minuten völlig. Doch dann auf der Straße kam es erneut wieder. Ich erhielt die Infusionen ohne Pause vier Jahre lang – morgens und abends. Das wußte keiner, ich ließ mich deswegen auch nie krankschreiben. Nach diesen vier Jahren machten wir eine Pause von sechs bis acht Wochen.

Mein Gehör hatte sich im Lauf der Behandlung nach rund zwei Jahren Infusionstherapie auf einmal schlagartig gebessert. Wir saßen in einer fröhlichen Runde in der Kneipe – und zack, auf einmal war das Gehör wieder da. Ich konnte den Lärm im Lokal plötzlich kaum ertragen. Aber ich freute mich natürlich riesig. Gleich am nächsten Tag besuchte ich meinen Hausarzt, der ebenfalls hocherfreut war und meinte, wir würden es schon noch schaffen.

Doch meine Ohrgeräusche habe ich bis heute behalten. Der Ton in meinem Ohr ändert sich ständig. Jetzt ist es gerade ein Pfeifen, wie wenn ein Kühlschrank langsam läuft. Auch wechselt der Ton den Ort; mal ist er im linken, mal im rechten Ohr, mal in beiden. Bei Änderung der Witterung ändern sich auch die Geräusche in meinen Ohren.

Ich war von Berufs wegen ständig Lärm ausgesetzt. 25 Jahre lang arbeitete ich beim Rundfunk als Tontechniker. Dann bin ich eine Zeitlang auch noch LKW gefahren. Ich habe mir immer viel aufgehalst, oft zwei, drei Jobs nebenher gehabt. Ich habe praktisch sieben Tage in der Woche gearbeitet, daneben haben wir noch ein Haus gebaut. Das war auch zu der Zeit, als es mit dem Ohrensausen losging.

Jetzt bin ich seit drei Jahren in Rente, allerdings nicht wegen der Ohren. Meinen Tinnitus habe ich immer noch, kann aber damit leben. Ich würde dennoch gerne neue Behandlungsmethoden ausprobieren, die eine Aussicht auf Besserung versprechen.«

Horst M., 64, Rentner in Frankfurt am Main

4. Was tun? – So früh wie möglich zum Arzt!

Wann soll ich den Arzt aufsuchen? An welchen Arzt soll ich mich wenden? Dies sind die Fragen, die sich aufdrängen, wenn sich ein Ohrgeräusch einstellt. Zunächst ist es jedoch wichtig, Ruhe zu bewahren. Beobachten Sie Ihren Tinnitus. Wann trat er das erste Mal auf? In welcher Situation befanden Sie sich gerade? Welche äußeren Umständen waren dabei oder kurze Zeit davor gegeben? War es Lärm oder laute Musik bei einem Konzert oder in einer Diskothek? Sind Sie bei der Ausübung Ihres Berufes regelmäßig Lärm ausgesetzt, z.B. Motorenlärm von Autos oder Flugzeugen oder gar dem Lärm eines Preßluftbohrers oder einer Schlagbohrmaschine? Haben Sie eine Flugreise hinter sich? Spüren Sie Anzeichen einer Erkältung? Haben Sie sich in Höhen aufgehalten – etwa beim Skifahren oder Bergwandern? Waren Sie gerade im Urlaub und haben einen Tauchkurs absolviert?

Oder waren Sie mit etwas beschäftigt, was Ihnen unangenehm oder lästig war? Haben Sie am Arbeitsplatz oder im privaten Bereich zur Zeit »zuviel um die Ohren«? Überprüfen Sie sich genau!

Und dann beobachten Sie Ihren Tinnitus weiter. Ist er ständig vorhanden? Unterliegt er Schwankungen? Hören Sie die Ohrgeräusche nur, wenn Sie Ihr Büro betreten, und verschwinden sie z. B. auf dem Tennisplatz wieder? Ist die Lautstärke und Tonqualität stets gleich oder schwankt diese? Hören Sie gut? Hat sich Ihr Gehör seit dem Auftreten des Tinnitus verschlechtert? Beobachten Sie sich bitte zunächst ein, zwei Tage ganz genau. Die Antworten auf all diese Fragen sind sehr wichtige Anhaltspunkte für die weiteren Schritte, die Sie unternehmen werden. Der nächste Schritt ist der Gang zum Arzt. Wann? Am besten sofort. Erzählen Sie dem Arzt alles, was Ihnen in Zusammenhang mit dem Auftreten der Ohrgeräusche von Bedeutung erscheint. Einige Hinweise haben wir Ihnen durch die obigen Fragen gegeben. Teilen Sie dem Arzt alles mit, auch wenn er Sie nicht danach fragt!

Welcher Arzt ist der richtige?

Ob der erste Weg Sie zu Ihrem Hausarzt, einem Facharzt für Hals-Nasen-Ohren-Krankheiten oder zur ambulanten Sprechstunde einer Klinik führt, ist gar nicht so sehr von Bedeutung. Wichtig ist, daß es eine Person Ihres Vertrauens ist. Sie sollen sich ernst genommen fühlen. Sie sollen das Gefühl haben, als Person wichtig zu sein und im Mittelpunkt der Behandlung zu stehen. Sie sind die Hauptperson – und nicht das Krankheitsbild, das Sie beunruhigt. Und der Arzt muß sich Zeit nehmen. Sie müssen die Gelegenheit haben, so ausführlich wie möglich und in allen Einzelheiten die Besonderheiten Ihres Tinnitus schildern zu können. Der Arzt sollte Anteilnahme und Interesse zeigen und Ihnen Fragen stellen. Beantworten Sie diese so exakt und so offen wie möglich.

Haben Sie das Gefühl, nicht ernst genommen zu werden, spüren Sie keine ehrliche Anteilnahme an Ihrer Problematik, sollten Sie gar hören, da könne man eben nichts machen, dann wechseln Sie den Arzt so schnell wie möglich, und zwar ohne zu zögern. Es geht schließlich um Sie und Ihre Gesundheit.

Hören Sie sich in Ihrem Bekanntenkreis nach einem anderen Arzt um, blättern Sie in den Gelben Seiten des Telefonbuchs, nutzen Sie die Informationen im Anhang dieses Ratgebers. Sie werden sicher jemanden finden, der Ihres Vertrauens würdiger ist. Und handeln Sie rasch. Das ist in vielerlei Hinsicht von Bedeutung. *Ein schneller Behandlungsbeginn bringt die größten Erfolgsaussichten für eine vollständige Heilung mit sich.* Je kürzer die Zeitspanne vom Eintritt der Ohrgeräusche bis zur ersten Aktivität gegen den Tinnitus, desto besser. Enorm wichtig für Ihren Körper und Ihre Seele ist es, daß überhaupt etwas geschieht. Das kann schon das Gefühl des Verstandenwerdens beim ersten Arztbesuch sein, das kann auch die erste Infusion sein.

Sie dürfen keine Zeit verstreichen lassen, um dem Tinnitus keine Chance zu geben, sich Ihrer Psyche zu bemächtigen, Sie zu belasten, Sie zu bedrohen. Geben Sie der Krankheit keine Gelegenheit, sich in Ihrem Kopf und Ihrer Seele breitzumachen. So haben Sie eine gute Chance, daß der akute Tinnitus nicht chronisch wird. Die Experten betrachten heute einen Tinnitus, der nicht länger als drei bis sechs Monate besteht, noch als akut – danach wird er chronisch.

Je eher Sie das Gefühl haben, etwas gegen den Tinnitus zu unternehmen oder gar Einfluß auf ihn zu haben, desto besser für Sie, denn desto eher werden Sie Erleichterung empfinden. Das Schlimmste ist nämlich das Gefühl der Ungewißheit.

Sie sind in erster Linie deshalb verunsichert, weil Sie nicht wissen, was in Ihrem Kopf vorgeht. Daraus resultieren dann Angst und Verzweiflung. Sie fühlen sich den Ohrgeräuschen machtlos ausgeliefert. Es ist allein schon eine Erleichterung, Klarheit zu gewinnen über das Phänomen, mit dem man es zu tun hat.

In den meisten Fällen wird es der Hausarzt sein, an den Sie sich als Betroffener zunächst wenden. Er ist in der Regel ein Allgemeinmediziner, also praktischer Arzt oder Arzt für Allgemeinmedizin. Möglicherweise haben Sie Glück, und er kennt sich schon mit der Behandlung von Ohrgeräuschen aus oder weiß zumindest, wie man an das Phänomen herangeht. Falls Sie nicht genügend Informationen über ihre Ohrgeräusche von ihrem Hausarzt bekommen oder diese nicht zufriedenstellend sind, sollten Sie dies offen ansprechen. Ein vernünftiger Hausarzt wird Sie, trotz der eigenen Kompetenz, zur Untersuchung an einen Facharzt überweisen. Nicht nur um seine eigene Diagnose bestätigt zu finden, sondern auch, um andere begleitende Erkrankungen oder auslösende Faktoren auszuschließen. Schließlich gibt es einige Ursachen, die im Bereich des Hörsystems selbst liegen und einen Tinnitus auslösen können. Der HNO-Arzt kann diese am schnellsten und am kompetentesten auffinden oder ausschließen. Das Wichtigste aber: Er kann mittels spezieller Meßtechniken Ihren Tinnitus »ausmessen«, also die Frequenz und Lautstärke bestimmen und feststellen, ob Ihr Gehör geschädigt ist.

Eine Alternative stellen die speziellen »Tinnitus-Sprechstunden« dar, die zunehmend von HNO-Abteilungen der Universitätskliniken angeboten werden.

Was kann und sollte der Hausarzt noch für Sie tun?

Neben einer ausführlichen Beratung und einem aufklärenden Gespräch, das Ihnen hoffentlich die erste Angst etwas genommen hat, kann er selbst einige Untersuchungen durchführen, die ebenfalls zur Abklärung des Phänomens Tinnitus von Bedeutung sind. Er sollte Sie darüber hinaus genau nach Ihren Lebensumständen befragen – nach Ihrem privaten und beruflichen Umfeld, nach den Faktoren, die möglicherweise einen Tinnitus auslösen können. Denken Sie bitte noch einmal an die obenerwähnten Fragen zur Selbstbeobachtung. Noch besser ist das systematische Arbeiten mit speziellen Tinnitus-Fragebögen. Diese sind von Ärzten entwickelt worden, die sich schon lange mit der Krankheit befassen. Es lohnt sich, einen solchen Fragebogen gemeinsam mit Ihrem Arzt durchzugehen. Wo Sie solche Fragebögen erhalten, steht im Anhang.

Der Hausarzt kann überdies die Funktionstüchtigkeit ihres Herz- und Kreislaufsystems prüfen. Auch in diesem Bereich gibt es einige mögliche Auslöser für Ohrgeräusche.

Eine Blutuntersuchung gestattet weitere diagnostische Möglichkeiten. Dadurch können Risikofaktoren wie z.B. zu »dickes« Blut oder ein zu hoher Cholesterinspiegel abgeklärt werden. Falls Ihr Hausarzt diese Untersuchungen nicht selbst vornehmen kann, wird er Sie an einen Internisten oder einen anderen Facharzt überweisen.

Dieser kann nach seinem Ermessen weitere differenzierte Untersuchungen einleiten, etwa ein EKG oder ein Belastungs-EKG, auch eine Lungenfunktionsprüfung, die zu einer gründlichen internistischen Abklärung gehören. Falls alle diese Untersuchungsergebnisse nicht aussagefähig genug sind, zieht man weitere Fachärzte hinzu.

Äußerst wichtig ist es jedoch, daß während dieser ganzen Zeit, in der man mit der Ursachenfindung Ihres Tinnitus beschäftigt ist, die Behandlung nicht außer acht gelassen wird.

Heute behandelt man jeden akuten Tinnitus so, als ob er durch eine Durchblutungsstörung hervorgerufen sei. Es hat sich als das Wirksamste gezeigt, so früh wie möglich Maßnahmen zur Förderung der Durchblutung zu ergreifen. Eine Durchblutungsstörung führt zu einer Unterversorgung der betroffenen Gebiete des Körpers mit Sauerstoff und Nährstoffen, die für einen gesunden Stoffwechsel und somit zur Erhaltung der Funktionstüchtigkeit der entsprechenden Gewebe, Organe und Organsysteme notwendig sind. Letztendlich führt also eine mangelnde Durchblutung zu einer Unterversorgung und somit zu einer Funktionsstörung.

Demnach ist es geboten, die Durchblutung zu fördern, unter ärztlicher Kontrolle wohlgemerkt! Bei sehr intensivem und belastendem Tinnitus wird dies in Form von Infusionen geschehen, bei weniger ausgeprägten Ohrgeräuschen kann auch schon die Einnahme durchblutungsfördernder Mittel wirksam genug sein. Genaueres dazu im Kapitel 5.

Der Orthopäde

Unter den Fachärzten, die Sie konsultieren sollten, hat der Orthopäde Priorität, da Schäden an der Wirbelsäule der Häufigkeit nach einen hohen Stellenwert bei den Ursachen des Tinnitus haben. Der Orthopäde wird sich insbesondere mit der Halswirbelsäule befassen und wird sie hinsichtlich möglicher Blockaden (Fehlstellungen der Wirbelkörper) untersuchen. Außerdem wird er prüfen, wie verspannt Ihre Muskulatur des Nacken- und Schultergürtelbereichs ist. Um degenerative Prozesse, Abnutzungserscheinungen, Fehlstellungen der Wirbel oder Verknöcherungen abzuklären, wird er, wenn nötig, eine Röntgenuntersuchung der Wirbelsäule machen. Dies ist auch für die Art der späteren Therapie wichtig. Der Orthopäde kann Ihnen seinerseits auch einige therapeutische Vorschläge unterbreiten, entweder eine Bewegungstherapie oder Krankengymnastik oder eine manuelle Therapie, auch Chirotherapie genannt (vielleicht kann er diese sogar selbst bei Ihnen durchführen).

Der Neurologe

Als weiterer Facharzt sollte ein Neurologe hinzugezogen werden. Denn auch rein nervlich bedingte Störungen können Tinnitus auslösen. Dem Entstehen von Tinnitus liegen bekanntlich Funktionsstörungen der Sinneszellen im Bereich der Hörbahn zugrunde. Die Hörbahn besteht zum großen Teil aus Nervenfasern und schließt auch einige Bereiche des Gehirns mit ein. Der Neurologe kann Sie untersuchen, um die Lokalisation der eingetretenen Störung zu bestimmen. Auch einige Erkrankungen des Nervensystems selbst können bekanntlich Tinnitus auslösen.
Hierzu gehört auch das bereits erwähnte Akustikusneurinom.

Weitere Tips

Wann waren Sie das letzte Mal beim Zahnarzt? Wenn dies schon einige Zeit zurückliegt, sollten Sie es umgehend nachholen. Beim Tinnitus kann die Ursache auch im Bereich der Zähne oder der Kiefer liegen. Bei Bedarf wird noch ein Kieferorthopäde hinzugezogen. Denn auch Veränderungen im Bereich der Kiefer oder der Kiefergelenke können zu Tinnitus führen.
Und ein Tip zum Schluß: Bei einem derart komplexen Krankheitsbild wie

Tinnitus sollte man alle Register ziehen. Streß etwa spielt eine zentrale Rolle, ist aber in seinen Auswirkungen auf den Betroffenen schwierig zu beurteilen. Sprechen Sie eine Person an, die Sie kennt und die Sie kritisch-objektiv beurteilen kann und manches mit anderen Augen sieht. Wenn Sie beispielsweise ein Workaholic sind, werden Sie bestimmt nicht einräumen wollen, unter großem Streß zu leiden, während Sie Ihrer Lieblingsbeschäftigung, der Arbeit, nachgehen. Aber so kann es tatsächlich sein – mit allen Folgen für Ihren Tinnitus. Das zu realisieren, dabei hilft Ihnen vielleicht ein Außenstehender.

Fallbeispiel:

»Zeitlebens ein Risikofall«

»Ich habe seit zwei Monaten Tinnitus. Nach einem Discobesuch war mein rechtes Ohr plötzlich wie betäubt, und ich hörte deutlich schlechter. Außerdem hörte ich einen starken hohen Pfeifton auf diesem Ohr. Ich wußte, das war ein Hörsturz. Schon zwei Monate zuvor hatte ich einen Hörsturz auf dem linken Ohr erlitten – ebenfalls nach einem Besuch in der Disco. Damals suchte ich gleich am nächsten Morgen meinen Hausarzt auf, der sofort wußte, worum es ging. Er gab mir eine Spritze mit einem Mittel zur Steigerung der Durchblutung. Eine mangelnde Durchblutung sei die Ursache meiner Erkrankung, sagte er. Die Spritze hatte eine tolle Wirkung. Das taube Gefühl und das Ohrgeräusch verschwanden danach sofort und dauerhaft.

Nach dem zweiten Hörsturz schlug mein Hausarzt eine Infusionsbehandlung vor. Ich erhielt zehn Infusionen, die mir täglich verabreicht wurden. Das Gefühl der Betäubtheit verschwand allmählich, doch der Pfeifton blieb unverändert bestehen. Wenn ich in einer belebten Umgebung war, konnte ich das Pfeifen recht gut ertragen, doch in der Stille, da belastete mich das sehr.

Beim Hausarzt schlug ich dann selbst die Konsultation eines HNO-Facharztes vor. Mein Hausarzt unterstützte dies. Der HNO-Arzt empfahl eine Computertomographie unter Gabe eines Kontrastmittels. Dies wurde in einer radiologischen Praxis durchgeführt und deutete auf den Verdacht eines Tumors im Bereich des Hörnervs hin. Um die Sache genauer abzuklären, wurde ich an eine Spezialklinik überwiesen. Dort erhielt ich dann wenigstens die Gewißheit, daß es sich nicht um etwas Bösartiges, sondern um eine Geschwulst im Bereich des Hörnervs handelte, die in bestimmten Situationen anschwillt und dabei auf den

Nerv drückt. Ich müßte, so sagte man mir, immer mal wieder mit Beschwerden wie Ohrensausen und Hörschwäche rechnen. Ich sei gewissermaßen vorbelastet. Von einer Operation riet man mir ab.
Durch Zufall stieß ich auf die Hyperbare Sauerstofftherapie. Mein Vater engagierte sich sehr und informierte sich über die Therapieangebote in Deutschland. Wir wählten eines in der Umgebung, und bald erhielt ich einen Termin zum Gespräch mit dem leitenden Arzt des dortigen Therapiezentrums. Ehe die Therapie begann, mußte ich beim Hausarzt noch einige Untersuchungen durchführen lassen, unter anderem ein EKG und eine Lungenfunktionsprüfung.
Dann trat ich meine erste Kammerfahrt im Zentrum für Hyperbare Sauerstofftherapie an. Ich vertrug den Überdruck gut und hatte keine Probleme mit dem Druckausgleich. Doch nach der ersten Fahrt verschlechterte sich mein Ohrgeräusch. Das Pfeifen wurde noch schlimmer. Aber nach der vierten oder fünften Fahrt, die ich absolvierte, verspürte ich eine allmähliche Besserung. Der Pfeifton wurde zwar nach jeder Kammerfahrt etwas stärker, aber nach dieser Verschlimmerung ließ er immer deutlich nach und wurde besser als vor der Fahrt. Das ging stufenweise vor sich. Der Ton ließ von der Intensität her jedesmal nach und pendelte sich auf einem immer besser zu ertragenden Niveau ein. Nach der siebten oder achten Fahrt verspürte ich eine deutliche Verbesserung. So fand das Zwischengespräch mit dem behandelnden Arzt früher als vorgesehen statt. Sonst wartet man im Zentrum das Ergebnis von zehn Kammerfahrten ab. Wir beschlossen weiterzumachen, um ein noch besseres Ergebnis zu erzielen. Jetzt habe ich meine elfte Fahrt hinter mir, und es geht mir viel besser. Der hohe, lästige Pfeifton hat sich in ein viel leichter erträgliches Rauschen verwandelt.
Was meine Lebensführung angeht, habe ich mich umstellen müssen. Mein Arzt hat mir dringlich nahegelegt, mich von Akohol und Rauchen zu verabschieden. Das ist für mich schon ein Verlust an Lebensqualität. Doch am schwersten fällt es mir als jungem Menschen, nicht mehr so unbefangen in die Diskothek gehen zu können. Daß bei mir der Faktor Lärm der Auslöser der Erkrankung war, ist mir klar. Mir ist auch klar, daß ich mich in Zukunft vor Lärm schützen muß. Bei meinen Ohrgeräuschen hoffe ich natürlich auf eine weitere Besserung. Eine sehr gute Sache war die Untersuchung mit dem Computertomographen. Ohne diese Technik wüßte ich bis heute nicht, daß ich so eine Art Geschwulst habe und damit zeitlebens ein Risikofall bleibe, was Ohrgeräusche angeht.«

Rainer F., 22, Student in Ludwigsburg

5. Skalpell oder Sauerstoff – gut ist, was nützt

Gegen Tinnitus gibt es kein Allheilmittel. Tinnitus ist ein sehr subjektiv geprägtes Phänomen. Das will auch bei der Therapie bedacht sein, die individuell auf Ihre Bedürfnisse abgestimmt sein muß. In diesem Kapitel wollen wir diejenigen Therapien vorstellen, die sich bei der Behandlung von Tinnitus bewährt haben. Das können solche aus der Schulmedizin sein, aber auch Alternativen, denn die komplexe Erkrankung wird vom naturwissenschaftlichen Ansatz allein nicht beherrscht.

Wie eine Therapie bei Ihnen speziell wirkt, das kann niemand voraussehen. Es gibt mittlerweile sehr viele Methoden, die bei der Behandlung des Tinnitus Anwendung finden. Doch es gibt darunter keine, die für sich beanspruchen könnte, die wirksamste oder beste zu sein. Was dem einen Patienten hilft, ist beim anderen völlig wirkungslos.

Viele therapeutische Verfahren der sogenannten alternativen Heilmethoden sind zwar von eingefleischten Schulmedizinern mit dem negativen Attribut »nicht wissenschaftlich anerkannt« versehen worden, aber sie können manchen Patienten helfen, wie die Erfahrung zeigt. Leider liegen für diese Therapien keine allgemeinen Studienergebnisse vor. Denn es gibt im Vergleich zur Schulmedizin nur wenige Ärzte, die diese Therapien anwenden, und damit auch weniger Patienten, auf denen solche Studien basieren könnten. Hier spielt auch die Kostenfrage eine Rolle. Da diese Methoden zum Teil noch nicht als wissenschaftlich anerkannt gelten, sind die Krankenkassen nicht ohne weiteres bereit, die Behandlungskosten in voller Höhe zu tragen.

Immerhin gibt es in der Medizin seit jüngerer Zeit einen Trend, Schulmedizin und die alternativen Methoden nicht mehr in einem unversöhnlichen Gegensatz zu sehen, sondern in ganzheitlichen Ansätzen zu denken. Wenn das synthetische Medikament oder das Skalpell des Chirurgen hilft, ist es gut. Wenn die homöopathische Dosierung oder ein natürlicher Pflanzenextrakt wirken – ist es auch gut. Oder wie es ein renommierter Schulmediziner wie Prof. Dr. U. Eysholdt von der HNO-Klinik Erlangen ausdrückt: »Alternativmedizin rechtfertigt sich durch den Erfolg, und die Schulmedizin sollte nicht zu eitel sein, diesen anzuerkennen, so er vorhanden ist.«

Nehmen Sie als persönliche Richtschnur: Gut ist, was nützt. Lesen Sie die Therapievorschläge so unbefangen wie möglich. Entscheiden Sie ohne Vorurteil, welche Therapie für Sie am ehesten in Frage kommt.
Die richtige Therapie für sich selbst zu finden ist aber nicht einfach. Konsultieren Sie Ihren Arzt. Es gibt auch viele Verbände, die Ihnen gerne die Adressen erfahrener Therapeuten für bestimmte Behandlungsmethoden zusenden. Tauschen Sie Erfahrungen in Selbsthilfegruppen aus. Adressen und weitere Informationen finden Sie im Anhang dieses Buches.
Im folgenden werden die Therapie des akuten Tinnitus beschrieben und anschließend Möglichkeiten zur Behandlung des wesentlich komplexeren chronischen Tinnitus vorgestellt.

Akuter Tinnitus – schon 24 Stunden zählen!

Jedes Jahr erkranken laut Statistik allein in Deutschland rund 300 000 Menschen an Tinnitus. Bei diesem akuten oder frischen Tinnitus ist es sehr wichtig, die Ersttherapie so gezielt und wirksam wie möglich zu gestalten. Die zentrale Frage für Sie ist zunächst, wie lange Ihr Tinnitus schon besteht. Je schneller Sie nämlich beim akuten Auftreten Ihres Ohrgeräusches mit der Therapie beginnen, desto größer sind die Aussichten auf eine Besserung oder gar Heilung. Bei der Behandlung akuter Ohrgeräusche gibt es Therapien, die sich erfahrungsgemäß besonders bewährt haben.
Anders ist es bei länger bestehenden Ohrgeräuschen. Hier wird die Sache erheblich schwieriger. Es ist der chronische Tinnitus, der die Ärzte vor besondere Probleme stellt.
Bei der Wahl der Therapie kommen noch andere Faktoren hinzu, etwa die psychische Belastung, die sich als Ihr persönlicher Leidensdruck äußert. Sie werden sicherlich auch abwägen, welche Folgen oder Nebenwirkungen eine Therapie nach sich ziehen kann.
Man spricht vom aktuten Tinnitus, sofern die Ohrgeräusche nicht länger als drei Monate (nach Meinung mancher Experten sogar bis sechs Monate) andauern. Wie wichtig es ist, einen vertrauenswürdigen Arzt zu finden, der Ihnen Verständnis entgegenbringt, haben wir im vorhergehenden Kapitel schon betont. Ein gutes Arztgespräch ist eigentlich schon die halbe Therapie. Nochmals: Das wichtigste beim akuten Tinnitus ist, *so schnell wie möglich* zu handeln.

Grundsätzlich hat es sich als erfolgreich erwiesen, jeden Tinnitus in seiner akuten Phase wie eine *Durchblutungsstörung* zu behandeln, vor allem, wenn noch ein plötzlicher Gehörverlust (Hörsturz) mit dem Tinnitus einhergeht. Doch Tinnitus kann auch der Vorbote eines Gehörsturzes sein. Noch ein Grund mehr, rasch zu handeln.
Wie bereits erläutert wurde, nimmt man als physiologische Grundlage der Ohrgeräusche eine Störung der Funktion der Sinneszellen des Innenohres an. Als Ursache eines Hörsturzes gilt eine Durchblutungsstörung im Bereich des Innenohres. Beide Ursachen führen zu einer Einschränkung der Zufuhr an Nährstoffen und Sauerstoff, die die Zellen über das Blut erhalten. Also kann es nur sinnvoll sein, die Durchblutung zu verbessern.
Nur wenn diese Therapie äußerst rasch, möglichst in den ersten 24 Stunden eingeleitet wird, sind die durch die Minderversorgung entstandenen Schäden an den Zellen noch reparabel. Durch eine gezielte Therapie ist es möglich, in dieser Phase den fehlgesteuerten Stoffwechsel der Zellen schnell und günstig zu beeinflussen, bevor die Fehlsteuerung sich festsetzt und zu unumkehrbaren Schäden führt.
Bei einem frühen Behandlungsbeginn liegen die Erfolgschancen bei bis zu 80%. Unter diesen stolzen Prozentsatz fallen jedoch auch die spontanen Heilungen, die immerhin bis zu 65% betragen können. Doch überlassen Sie bitte nichts dem Zufall!
Die Behandlung kann ambulant oder stationär erfolgen.
Es gibt bestimmte Richtlinien, die für die Beurteilung des Schweregrades der Erkrankung von Bedeutung sind, ebenso natürlich spielt das subjektive Befinden des Patienten eine Rolle. Jeder behandelnde Arzt vertritt dabei seinen individuellen Standpunkt und hat seine eigenen Erfahrungen. Deshalb ist die richtige Arztwahl – das kann nicht oft genug betont werden – von so großer Bedeutung. Sie müssen Vertrauen haben und sich gut aufgehoben fühlen.
Neben einem eingehenden Arztgespräch und einer HNO-Untersuchung, um z.B. eine akute Mittelohrentzündung auszuschließen, erfolgt noch eine gründliche körperliche Untersuchung sowie eine Blutanalyse. Dabei sind neben dem Wert des Hämoglobins (roter Blutfarbstoff) auch diejenigen Werte wichtig, die Auskunft über die Fließfähigkeit des Blutes geben. Zu dickes Blut ist, wie in Kapitel 3 bereits erwähnt, ein Risikofaktor. Es fließt schwerer durch die Adern als dünneres Blut und behindert schon allein durch seine Beschaffenheit eine gute Durchblutung.

Infusionstherapie

Am besten und zuverlässigsten hat sich eine Infusionstherapie als Erst-therapie bewährt.

Ein absolutes Muß ist sie für diejenigen Patienten, die neben den Ohr-geräuschen einen Hörverlust erlitten haben, bei denen der Blutdruck erhöht ist und deren Blut zu dick ist.

Wenn möglich, sollten Sie sich bei dieser Therapie für die stationäre Behandlung in einer Klinik entscheiden. Kein Mensch geht gerne ins Kran-kenhaus. Aber bedenken Sie, daß ein stationärer Aufenthalt gerade in Ihrer Situation auch seine Vorteile hat. Sie sind rund um die Uhr unter Kontrolle, können auch rund um die Uhr behandelt werden. Manche Pati-enten zeigen auf gewisse Infusionszusätze allergische Reaktionen, die dann sofort in der Klinik behandelt werden können. Und was noch sehr wichtig ist – Sie haben Ruhe. Erstens sind Sie fern vom Alltagsstreß, und zweitens haben Sie die Gewißheit, daß sich jemand um Sie kümmert. Auch dieses Gefühl der Sicherheit macht Sie ruhig. Sie wissen, daß Sie das Möglichste für Ihre Gesundheit tun.

Die Infusionstherapie kann natürlich auch ein geübter Allgemeinarzt oder Internist ambulant durchführen. Sie werden sich dann täglich, wenn nötig auch zweimal am Tag, in seine Praxis begeben müssen, um die Infusionen zu erhalten. Darüber hinaus können Sie noch ein Mittel zur Förderung der Durchblutung in Tablettenform mitbekommen, das Sie regelmäßig einneh-men sollen.

Diese Therapie wird bei Patienten in Erwägung gezogen, deren Blutdruck nicht erhöht ist, deren Blut nicht zu dick ist, die keinen Hörverlust erlitten haben und einen allgemein stabilen Eindruck hinterlassen.

Doch bedenken Sie auch den Aufwand für eine ambulante Behandlung in der Praxis. Die Fahrten sind mit zusätzlicher Belastung verbunden und bedeuten zusätzlichen Streß für Sie in Ihrem ohnehin schon gesundheit-lich angeschlagenen Zustand. Und was Streß für Tinnitus bedeutet, wurde in Kapitel 2 ausführlich erläutert!

Ruhe und Infusionen

Die Infusionen erhalten Sie täglich über einen Zeitraum von etwa zwei Wochen. Meistens erhalten die Patienten bis zu zehn Infusionsbehandlungen. Bei einigen Patienten ist der Behandlungserfolg jedoch schon nach weniger Infusionen so zufriedenstellend, daß auf eine Weiterbehandlung verzichtet wird. Das muß natürlich im Einvernehmen mit dem behandelnden Arzt geschehen. Im allgemeinen gilt als Ziel der Therapie eine völlige Beschwerdefreiheit.

Die Infusionen bestehen aus Mitteln, die die Fließfähigkeit des Blutes verbessern. Die Grundsubstanz dabei ist ein sog. Plasmaexpander (z.B. niedermolekulares Dextran oder Hydroxiethylstärke) und ein medikamentöser Infusionszusatz (z.B. Pentoxiphyllin, Naftidrofuryl). Jeder Arzt und jede Klinik bevorzugen meist ein bestimmtes Mittel, mit dem sie die besten Ergebnisse erzielt haben. Es gibt Mittel auf chemischer Basis, aber auch durch den Zusatz eines pflanzlichen Extraktes, nämlich von Ginkgo biloba, sind schon gute Erfolge verzeichnet worden.

Nie die Zuversicht verlieren

Es kann sein, daß Sie schon nach den ersten Infusionen eine Besserung verspüren. Manche Patienten merken bereits während der Infusionsbehandlung selbst, wie sich die Qualität ihrer Ohrgeräusche verändert. Das kann nach der Behandlung allerdings wieder verschwinden. Aber schon diese durch die Therapie hervorgerufene Veränderung der Tonqualität – auch wenn die Ohrgeräusche vorübergehend schlimmer werden – ist als positive Reaktion auf die Behandlung zu werten.

Wenn Sie nach den ersten Infusionen absolut keinen therapeutischen Effekt bei sich feststellen können, empfiehlt es sich, die Infusionsbehandlung trotzdem fortzusetzen. Vielleicht sollte dann der Infusionszusatz geändert werden. Sprechen Sie das mit Ihrem Arzt ab. Sie sollen sich dabei aber nicht als Versuchskaninchen vorkommen.

Nicht jeder Mensch spricht auf die gleichen Mittel an. Erwarten Sie keine Wunder, aber verlieren Sie auch nicht Ihre Zuversicht. Fahren Sie mit der Behandlung fort, unterstützen Sie den Arzt auch dabei, Ihre Erkrankung diagnostisch weiter einzukreisen.

Die Medizin hat zudem noch weitere Möglichkeiten: Die hyperbare Sauerstofftherapie (HBO), ist inzwischen bei der Behandlung des akuten Tinnitus zum Mittel der ersten Wahl geworden. Alles Wissenswerte über die Sauerstofftherapie finden Sie auf den folgenden Seiten dieses Kapitels, die sich der Therapie des chronischen Tinnitus widmen.

Die drei Schritte

1. Eingehendes Arztgespräch, Befragung nach möglichen Ursachen oder auslösenden Faktoren, Information über Tinnitus
2. Untersuchung: HNO-Untersuchung, allgemeine Untersuchung, Blutanalyse
3. Therapie

Der chronische Tinnitus – auch hier zählt der Faktor Zeit

Von einem gänzlich anderen Kaliber als der akute Tinnitus ist der chronische Tinnitus. Er ist leider nach wie vor das große therapeutische Problem für die Medizin. Aber auch hier gilt: Die Chancen einer Linderung des Leidens werden um so geringer, je mehr Zeit zwischen dem ersten Auftreten der Ohrgeräusche und dem Therapiebeginn verstrichen ist.
Da der chronische Tinnitus so komplex ist, werden wir den unterschiedlichen Therapieformen im Folgenden sehr viel Platz einräumen und auch Randbereiche streifen. Wie schon gesagt: Gut ist, was nützt.
Dabei informieren wie nacheinander über:

1. Die Säulen der Schulmedizin mit
   - medikamentöser,
   - operativer,
   - physikalischer Therapie

   sowie weiteren Therapien, die ebenfalls von der Schulmedizin anerkannt sind wie Neuraltherapie oder Chirotherapie.
2. Möglichkeiten der alternativen Medizin, beispielsweise Sauerstofftherapie oder Akupunktur.
3. Psychotherapeutische Verfahren.

Bei dieser Therapieform werden sowohl die durchblutungsfördernden Mittel, die wir schon vom akuten Tinnitus her kennen, als auch eine Reihe anderer Arzneimittel verwendet. Ganz allgemein ist das Ziel der medikamentösen Therapie des Tinnitus, die die Ohrgeräusche auslösende Funktionsstörung im Bereich des Hörsystems zu beseitigen.
Die Auswahl der Medikamente ist noch recht gering, da bis jetzt sehr wenige Mittel bekannt sind, die selektiv im Ohr wirksam sind. Ein Mittel zur Förderung der Durchblutung beispielsweise steigert diese nicht nur im Bereich des Ohres, sondern auch in anderen Bereichen des Körpers.
Beim chronischen Tinnitus werden die durchblutungsfördernden Mittel in Form der Infusionstherapie verabreicht, können aber auch eingenommen werden. Ihr Einsatz ist zu erwägen,

- wenn der Beginn der Erkrankung nicht allzuweit zurückliegt;
- als unterstützende Maßnahme zu anderen Behandlungsformen;
- bei einer Therapiedauer von mehr als vier Wochen;
- in Kombination mit einem anderen Präparat, das nicht den gleichen Wirkungsmechanismus hat.

Bei einem Tinnitus, der schon länger als 3–6 Monate besteht, liegen die Chancen, mit durchblutungsfördernden Mitteln eine Besserung zu erzielen, weitaus nicht so hoch wie bei einem frischen Tinnitus.
Außer den durchblutungsfördernden Mitteln sind heute eine Reihe anderer Medikamente bekannt, die sich bei der Behandlung von Ohrgeräuschen bewährt haben. Ursprünglich wurden alle gegen ganz andere Krankheiten entwickelt, ehe sich in Praxis und Forschung herausstellte, daß sie auch bei Tinnitus eingesetzt werden können.
Da die Medizin weiß, daß der Entstehung des Tinnitus Störungen der Verteilung der elektrischen Ladungen an den Nervenzellen zugrunde liegen, setzt man in der Therapie solche Medikamente ein, die auf diese Potentiale an den Zellmembranen wirken. Das hört sich komplizierter an, als es ist. Jede Zelle hat an ihrer Außen- und Innenseite elektrische Ladungen. Sie braucht diese, um normal zu funktionieren, damit ihr Stoffwechsel ungestört ablaufen kann. Wird das Gleichgewicht dieser Ladungen gestört, wird auch die Funktion der Zelle gestört. Dies finden wir nicht nur im Bereich des Ohres beim Tinnitus vor. Auch eine ganze Reihe anderer

Störungen im Bereich anderer Organe verlaufen nach dem gleichen Prinzip. So zum Beispiel die Rhythmusstörungen des Herzens. Unter diesem Aspekt ist es nicht weiter verwunderlich, daß die Medikamente zur Linderung der Tinnitus-Beschwerden primär gegen Funktionsstörungen anderer Organe entwickelt wurden.
Dies nur zum besseren Verständnis. Denn jeder mündige Patient wird sicherlich nicht einfach alles schlucken, was der Arzt ihm in die Hand drückt, sondern auch eingehend den Beipackzettel studieren. Aber jetzt wissen Sie, warum das Medikament, das Sie gegen Tinnitus einnehmen sollen, eigentlich gegen Herzrhythmusstörungen oder andere Beschwerden angezeigt ist.
Außer den durchblutungsfördernden Mitteln haben sich folgende Gruppen von Medikamenten bei der Behandlung des Tinnitus bewährt (sie werden nachfolgend genauer erläutert):

- Antiarrhythmika
- Antikonvulsiva
- Calciumantagonisten
- Antidepressiva und Tranquilizer
- Glutamat

Der Lidocain-Test

Vor der Therapie mit Antiarrhythmika und Antikonvulsiva wird üblicherweise ein sogenannter Lidocain-Test durchgeführt, um festzustellen, ob und wie der einzelne auf diese Medikamente anspricht.
Da es bei diesem Test zu erheblichen Nebenwirkungen kommen kann, wird er nur in der Klinik unter ständiger ärztlicher Aufsicht durchgeführt.
Verspürt der Patient während oder nach einer Infusion unter Zusatz von Lidocain eine Veränderung seiner Ohrgeräusche, so ist eine Therapie mit den angeführten Mitteln als sinnvoll anzusehen. Rund 60% der Patienten mit chronischen Ohrgeräuschen unbekannter Ursache reagieren positiv auf diesen Test.
Bei den Patienten, die eine solche positive Reaktion auf Lidocain gezeigt haben, kommt ein Therapieversuch mit den entsprechenden Mitteln in

Frage. Da diese Therapie mit nicht unerheblichen Nebenwirkungen verbunden ist, wird der Arzt die Verordnung immer sorgfältig abwägen. Wenn der Leidensdruck eines Patienten relativ groß ist, wird er meist einverstanden sein, diese Nebenwirkungen in Kauf zu nehmen. Hier gilt es, Nutzen und Risiko gegeneinander abzuwägen.

Antiarrhythmika

Das gebräuchlichste Medikament aus dieser Gruppe ist Tocainid. Es ist von seiner Zusammensetzung her dem Lidocain sehr ähnlich. Lidocain ist ein lokalanästhetisch wirksames Mittel, das aber auch die Erregbarkeit des Herzens dämpft, gegen Herzrhythmusstörungen wirkt und die Herzschlagfolge verlangsamt. Es wirkt, indem es einen stabilisierenden Einfluß auf die Zellmembran hat, und zwar im Sinne einer Dämpfung der Erregungsübertragung. Tocainid wird in Tablettenform als Xylotocan verabreicht. Leider ist diese Therapie nur bei sehr wenigen Patienten wirksam (ca. 2%). Zur Besserung des Tinnitus müssen über längere Zeit hinweg sehr hohe Dosen eingenommen werden. Dies wird nur von einer kleinen Zahl von Patienten vertragen.

Antikonvulsiva

Diese Gruppe von Medikamenten wirkt ebenfalls stabilisierend auf die Membran der Zellen und mindert so die Erregbarkeit der Nervenbahnen bei der Reizübertragung. In erster Linie finden diese Medikamente Anwendung bei der Behandlung von Epilepsie (Anfallserkrankungen) und von Entzugserscheinungen bei Alkohol- oder Drogenentzug. Wegen ihrer Nebenwirkungen sollte die Einnahme wohlbedacht sein. Diese Medikamente haben sich besonders bei der Behandlung von objektivem Tinnitus, der durch unwillkürliche Kontraktionen der Gaumenmuskulatur verursacht ist, bewährt.
Das gebräuchlichste Medikament ist hier Carbamazepin. Es wird in Form von Tegretal-Tabletten verabreicht.

Calciumantagonisten

Diese Gruppe von Medikamenten hemmt den Einstrom von Calcium in die Zellen. Sie werden bei der Behandlung von verschiedenen Herzerkrankungen wie der koronaren Herzkrankheit oder auch bei erhöhtem Blutdruck angewendet. Da die Funktion der Sinneszellen unter anderem auch calciumabhängig ist, werden Calciumantagonisten bei der Behandlung von Tinnitus mit dem Ziel eingesetzt, den fehlgesteuerten Calciumeinstrom in die Zellen zu normalisieren.
Wegen ihrer geringen Nebenwirkungen sind sie bei Tinnitus ein Mittel der Wahl. Am häufigsten werden Flunarizin (Sibelium) und Nimodipin (Nimotop) verordnet.

Antidepressiva und Tranquilizer

Diese Mittel, die in erster Linie zur Behandlung von Depressionen, Verstimmungszuständen und Unruhezuständen angewendet werden, können das subjektive Empfinden des Tinnitus dämpfen.
Es wird angenommen, daß der therapeutische Effekt auf einer allgemein dämpfenden Wirkung beruht, wie auch auf der Hemmung einiger Faktoren, die Tinnitus verstärken können. Vorsicht: Bei manchen Mitteln besteht die Gefahr der Gewöhnung und Abhängigkeit. Beim Absetzen der Mittel kann aber Tinnitus wieder verstärkt auftreten.

Glutamat

Dies ist ein Neurotransmitter, ein Mittel, welches die Reizübertragung im Bereich der Nervenbahnen fördert. Man vermutet, daß es durch die Gabe von Glutamat zur Unterdrückung einer bestehenden krankhaften Spontanaktivität im Bereich der Hörbahn kommt.
Glutamat wird in Form von Infusionen in speziell für eine solche Behandlung eingerichteten Kliniken verabreicht, wo die Wirksamkeit noch erprobt wird.
An dieser Stelle sei der Vollständigkeit halber noch einmal erwähnt, daß bestimmte Medikamente und Wirkstoffe auch Tinnitus verursachen kön-

nen (Näheres dazu in Kapitel 3). In solchen Fällen gilt es, sie wegzulassen oder nach Rücksprache mit dem Arzt durch andere Arzneimittel zu ersetzen.

Operative Therapie

Chirurgische Eingriffe sollten nur bei einigen schweren Erkrankungen, die mit Tinnitus einhergehen, vorgenommen werden. Sie müssen sehr gut überlegt sein, da der therapeutische Erfolg nicht vorhersagbar ist.
Bei einigen seltenen Erkrankungen, die einen objektiven Tinnitus auslösen können, ist die Operation allerdings die Therapie der ersten Wahl.
So ist sie die einzige Möglichkeit, um Gefäßanomalien oder ein bestehendes Akustikusneurinom (siehe Seite 37) zu beseitigen. Bei der Otosklerose (siehe Seite 40) kommt ebenfalls eine operative Therapie in Frage.

Erfahrung mit Implantaten

Für Tinnitus-Patienten, deren Gehör völlig ausgefallen ist, bietet sich ein sogenanntes Cochlea-Implantat an (Cochlea: Schnecke des Innenohrs).
Das Implantat wurde bei ertaubten Patienten zur Wiederherstellung des Gehörs verwendet. Dabei stellte man fest, daß dadurch auch Ohrgeräusche gemildert werden können.
Das Implantat wird im Bereich des Innenohrs angebracht. Es sendet dort elektrische Impulse aus, die die Empfindlichkeit für die bestehenden Ohrgeräusche herabsetzen sollen. Nach US-Studien konnten in 74% der Fälle bestehende Ohrgeräusche auf diese Weise gelindert werden.
Doch diese Operation kommt wie gesagt nur bei Patienten in Frage, deren Gehör völlig ausgefallen ist. Bei Tinnitus-Patienten, die noch gut hören, würde das Implantat das Restgehör zerstören und zur Ertaubung führen.
Ob die Ohrgeräusche durch das Implantat aber für immer verschwinden, kann niemand garantieren. Es sind Fälle bekannt, wo erst nach der Implantation Ohrgeräusche aufgetreten sind. Deshalb ist ein solcher Eingriff im jeweiligen Fall immer genauestens abzuwägen. Der Erfolg ist nicht garantiert. Hier gilt es, die weitere Forschung und Entwicklung zu verfolgen.

Wenn es am Kiefer liegt

Eine sogenannte stomatognathologische Behandlung kommt für Sie in Frage, wenn bei einer kieferorthopädischen Untersuchung Veränderungen im Bereich der Kiefergelenke oder des Kieferbewegungsapparates festgestellt wurden. Wie im vorigen Kapitel erwähnt, ziehen solche Veränderungen nicht selten auch Tinnitus nach sich. Durch eine spezielle Behandlung im Kieferbereich können Verspannungen der Kaumuskulatur und Bewegungsstörungen im Kiefergelenk deutlich gebessert werden und damit auch der Tinnitus.

Physikalische Therapie

Das Phänomen der Maskierung

Ein großer Teil der physikalischen Therapie des Tinnitus macht sich die »Maskierung« zunutze. Was ist das? – Bei der Maskierung des Tinnitus wird das physikalische Phänomen genutzt, einen Ton durch einen anderen, ähnlichen Ton zu verdecken. Der zu verdeckende Ton (Tinnitus) besteht zwar immer noch, aber er wird in vermindertem Maße wahrgenommen.
Dieses Verdeckungseffekts wird sich ein Betroffener auch bewußt, wenn er bedenkt, daß er seinen Tinnitus in einer Umgebung mit ständiger Geräuschkulisse als weniger störend empfindet als in völliger Stille. Das wird als Tinnitus-Maskierung durch Umweltgeräusche bezeichnet. Oft genügt es für den vom Tinnitus Geplagten, für permanente Umgebungsgeräusche zu sorgen (etwa Radio oder Fernsehgerät laufen zu lassen), um die Ohrgeräusche deutlich zu mindern. Manche Patienten stellen ihr Radio bewußt unscharf ein, denn sie empfinden das Rauschen als hilfreich und nutzen es zur Verdeckung des Tinnitus.

Verdeckung durch ein Hörgerät

Die Verdeckung des Tinnitus kann außer durch Umweltgeräusche auch durch Hörgeräte, sogenannte Tinnitus-Masker oder Tinnitus-Instrumente erreicht werden. Bei fast 80% der Betroffenen geht der Tinnitus mit einer

Schwerhörigkeit einher. Durch das Hörgerät wird die natürliche Geräuschkulisse verstärkt. Bei sehr vielen Patienten genügt schon das allein, um den Tinnitus in den Hintergrund treten zu lassen. Das Hörgerät sollte von einem speziell dafür geschulten Fachmann angepaßt werden, und die Verträglichkeit wie auch der Nutzen sollten ausreichend erprobt werden. Machen Sie also von dem Service Gebrauch, das Hörgerät eine Zeitlang zu testen. Moderne Hörgeräte sind wahre Wunderwerke der Technik. Sie nehmen akustische Signale auf, verwandeln sie in elektrische Energie, verstärken diese und setzen sie wieder um in Schall. Durch die konsequente Nutzung der Mikroelektronik und die Verwendung immer kleinerer Bauteile ist es gelungen, Hörgeräte zu bauen, die so klein sind, daß sie ganz unauffällig in der Ohrmuschel Platz haben: das sogenannte Im-Ohr-Gerät.

Tinnitus-Masker

Ein Tinnitus-Masker ist eine Art Hörgerät, das selbst ein Rauschen erzeugt und somit den Tinnitus verdeckt. Es sieht aus wie ein Hörgerät, das hinter dem Ohr getragen wird – ein sogenanntes Hinter-dem-Ohr-Gerät, abgekürzt HdO-Gerät, oder auch ein Im-Ohr-Gerät. Das erzeugte Rauschen ist von unterschiedlicher Bandbreite (bezogen auf die Tonqualität) und Lautstärke. Beides kann der Anwender selbst regeln, er kann das künstliche Rauschen lauter oder leiser einstellen oder auch abstellen. *Diesen »Tinnitus« hat er also unter Kontrolle.* Ein solcher Masker hat sich als sehr vorteilhaft bei Patienten mit Einschlafstörungen gezeigt. Bei der Erstanpassung sollte das Gerät einige Zeit zur Probe getragen werden, um zu sehen, wie man überhaupt damit zurechtkommt. Dabei sollten Sie es in verschiedenen Situationen tragen, um den effektiven Nutzen beurteilen zu können. Erst danach sollte die reguläre Verordnung eines solchen Maskers erfolgen.

Tinnitus-Instrument

Dies ist die Kombination eines Hörgerätes und eines Tinnitus-Maskers. Für Patienten, bei denen ein Hörgerät allein nicht ausreicht, um den Tinnitus zu verdecken, kann solch ein Tinnitus-Instrument die Lösung sein. In

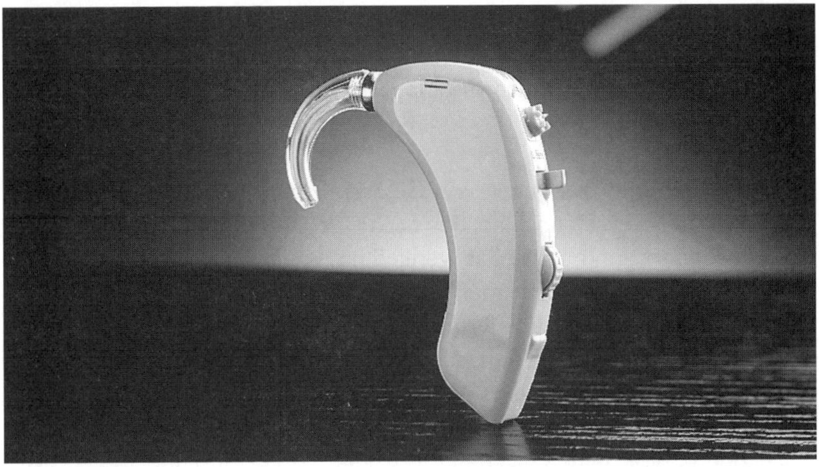

High-Tech im Ohr - Kombination Masker und Hörgerät

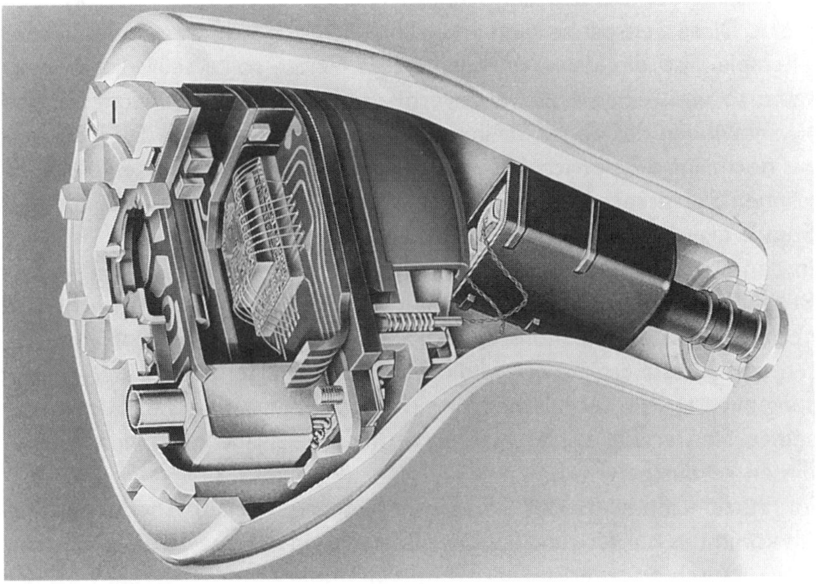

Moderne Hörgeräte sind kleine Wunderwerke der Technik. Hörhilfen wie dieses Im-Ohr-Gerät wiegen weniger als ein Gramm.

erster Linie kommt es für Patienten in Frage, die sehr schlecht hören. Hierbei kann der Betroffene ebenfalls selbst die Funktionen des Gerätes einstellen – er hat also auch die Möglichkeit, das erzeugte Rauschen zu kontrollieren.

Bei der Anpassung aller Arten von Geräten ist eine Verlaufskontrolle von großer Bedeutung. Denn Sinn der Sache ist ja, daß der Patient wirklich davon profitiert. Ein Masker hat wenig Sinn, wenn eine starke Gehörminderung vorliegt, denn dann muß das Geräusch zur Verdeckung sehr laut eingestellt werden, was wiederum vom Patienten als unangenehm empfunden wird.
Die Masker verdecken einerseits den Tinnitus, andererseits lenken sie durch diese neue, künstlich erzeugte Geräuschkulisse die Aufmerksamkeit des Patienten von seinen eigenen Ohr- oder Kopfgeräuschen ab.
Masker können wahlweise einseitig oder beidseitig angepaßt werden.
Außerdem ist es sehr wichtig, den sogenannten Hemmungseffekt festzustellen und zu nutzen. Darunter versteht man das Phänomen, daß nach Abschalten des Gerätes der Tinnitus noch geraume Zeit verschwunden bleibt. Diese Zeitspanne kann unterschiedlich lang sein. Das ideale Ziel der Therapie, also die ideale Wirkung dieser Geräte sollte sein, diesen Zeitraum so weit es geht zu verlängern – möglicherweise bis zum völligen Verschwinden des Tones für immer. Sollten Sie bemerken, daß Ihr Tinnitus noch einige Zeit nach Abschalten des Gerätes verschwunden bleibt, so können Sie versuchen, das Gerät für kürzere Zeit zu tragen, z.B. nur eine Stunde täglich. Und dann warten Sie ab, was sich tut.
In den englischsprachigen Ländern ist die Masker-Methode der Tinnitus-Behandlung weitaus mehr verbreitet als bei uns. Diese anspruchsvolle Technik erfordert eine hohe Qualifikation und gute Kooperation von Ärzten und Akustikern bzw. Audiologen. Es ist eine sehr sorgfältige Anpassung auch in rein technischer Hinsicht nötig, damit das Gerät tatsächlich seinen Sinn erfüllt. Leider mangelt es in Deutschland noch vielerorts an diesen Voraussetzungen.
Im Prinzip kann man jedes Tinnitus-Geräusch verdecken. Aber in der Praxis kommt es nur für rund 25% der Betroffenen in Frage. Wo ein sehr lautes Geräusch erforderlich wäre, um den Tinnitus zu maskieren, wird der Masker nicht eingesetzt, weil die erforderliche Lautstärke nicht toleriert werden kann.

»Wahrlich eine Volksseuche«

Viele Tinnitus-Betroffene suchen einen ersten Rat in einem Hörgeräteladen. Dort kann oft auch geholfen werden, doch bleibt ein Besuch beim Facharzt unerläßlich. Lesen Sie bitte dazu, was eine Hörgeräteakustikermeisterin in Frankfurt am Main berichtet:

»Wir werden immer häufiger mit dem Problem Ohrensausen konfrontiert. Es scheint wahrlich eine echte Volksseuche geworden zu sein. Zumeist handelt es sich dabei um Patienten, bei denen neben Tinnitus auch eine Gehörminderung vorliegt. Es kommt nicht selten vor, daß jemand zu uns kommt und über Ohrensausen klagt, der aus diesem Grunde noch keinen Arzt aufgesucht hat. In solchen Fällen können wir trotzdem etwas für die betroffene Person tun. Wir können einen Hörtest durchführen und auch den Frequenzbereich des Ohrgeräusches bestimmen. Danach prüfen wir, ob das Geräusch verdeckbar ist, also durch andere Geräusche entsprechender Bandbreite überdeckt werden kann, so daß es für den Betroffenen nicht mehr hörbar ist.

Bei vielen Betroffenen mit einer Hörminderung reicht schon allein der Einsatz eines Hörgerätes, um den Tinnitus als solchen durch die Verstärkung der Umweltgeräusche zu verdecken. Die Lautstärke kann dabei von dem Träger selbst geregelt werden.

Der Patient kann das Gerät auch mit nach Hause nehmen und für zwei Wochen ›probetragen‹. Wenn er damit gut zurechtkommt und sich dadurch im Alltag entlastet fühlt, raten wir ihm, sich an einen HNO-Facharzt zu wenden, um weitere Untersuchungen durchführen und sich ein solches Gerät auf Rezept verordnen zu lassen.

Falls ein Hörgerät allein nicht ausreicht, kommen Tinnitus-Masker oder Tinnitus-Instrumente in Betracht. Bei diesen wird zusätzlich ein Rauschen unterschiedlicher Bandbreite erzeugt, das dem Frequenzbereich des jeweiligen Tinnitus angepaßt ist, um diesen zu verdecken.

Alle diese Geräte gibt es als Hinter-dem-Ohr-Gerät und als Im-Ohr-Gerät.

Die Tinnitus-Masker sind für gewöhnlich etwas größer als normale Hörgeräte. Es besteht jedoch die Möglichkeit, auch ein normales Hörgerät in einen Masker ›umzurüsten‹.

Die Auswahl an Geräten ist groß, wie auch die Spannweite der Preise. Hier gibt es eine Skala wie vom Golf zum Mercedes. Die Kassen zahlen im allgemeinen rund 1000,– DM pro Ohr. Das reicht schon, um ein gutes Gerät zu erwerben. Die privaten Kassen übernehmen im allgemeinen die Kosten für das Gerät und die Anpassung in voller Höhe.

Für Patienten, bei denen wegen ihres Tinnitus überwiegend Schlafstörungen im Vordergrund stehen, gibt es eine Sonderform des Hörgerätes als Einschlaf-

hilfe. Es ist ein kleines Im-Ohr-Gerät, das durch Induktion mit einem Kissen verbunden ist, das man unter das Kopfkissen legt. Dieses wird über ein Kabel an den Kopfhöreranschluß eines Radios, Kassettenrecorders oder CD-Spielers angeschlossen. Somit ist der Lautsprecher des Gerätes ausgeschaltet und der neben einem liegende Partner wird nicht belästigt. Die Übertragung der Geräusche erfolgt durch Induktion und macht den Anschluß eines Kabels, wie es sonst beim Tragen von Kopfhörern erforderlich ist, überflüssig.
Die Betroffenen kommen zum größten Teil sehr gut mit ihren Hörgeräten oder ihren Maskern zurecht. Auch die Akzeptanz ist sehr groß, sogar junge Leute tragen ungeniert ihr Hörgerät. Es gibt jetzt zunehmend auch Geräte in verschiedenen Farben auf dem Markt, die ganz witzig wirken.
Die Patienten erhalten nach der Verordnung und Anpassung eines Hörgeräts einen ›Hörgeräte-Paß‹, in den verschiedene Daten zum Hörgerät und zum Grad der Gehörminderung vermerkt werden. Außerdem sind darauf die Termine für Kontrolluntersuchungen sowohl durch uns als auch den HNO-Arzt aufgeführt. Dies dient einer Verlaufskontrolle, denn ein Ohrgeräusch kann sich wie auch das Gehör selbst im Lauf der Zeit verändern. Außerdem werden die Hörgeräte auf ihre Funktionstüchtigkeit hin überprüft. Im ersten Jahr geschieht dies schon nach sechs Monaten, später reicht die jährliche Kontrolle.«

Elektrostimulation

Bei der Elektrostimulation wird durch Elektroden ein elektrischer Reiz auf verschiedene Teile der Hörbahn ausgeübt. Dadurch gelingt es in einigen Fällen, den Tinnitus günstig zu beeinflussen. Die Elektroden werden intern im Bereich des Mittelohres oder Innenohres oder aber extern am Außenohr oder der Kopfhaut, im Bereich des Warzenfortsatzes (Mastoid) angebracht.
Durch die Elektrostimulation ist es auch möglich, den Tinnitus von seinem Entstehungsort her zu bestimmen. Dabei unterscheidet man den peripheren Tinnitus, der im Bereich der Schnecke des Innenohres oder im Bereich des Hörnervs entsteht, vom zentralen Tinnitus, der in den zentralen Hörbahnen oder in Teilen des Gehirns selbst seinen Ursprung hat.
Die Elektrostimulation wird immer seltener angewendet, da sie mit sehr unangenehmen Nebenwirkungen verbunden ist. Die Stimulation kann Reizungen und Schädigungen des Innenohres verursachen. Weiterhin

wird die Stromstärke, die nötig ist, um den Tinnitus zu unterdrücken, als sehr unangenehm bis schmerzhaft empfunden, da sie selbst Schallreize im Innenohr bewirkt.

Iontophorese

Dies ist eine Sonderform der Elektrostimulation. Dabei werden Arzneimittel durch spezielle Elektroden in den Gehörgang eingebracht. Am wichtigsten ist hierbei die Lokalanästhesie des Gehörgangs und Trommelfells durch das Einbringen eines Lokalanästhetikums (Lidocain, siehe Seite 65), das eine unterdrückende Wirkung auf den Tinnitus hat. Allerdings gelang es nur in 20% der Fälle, den Tinnitus mit dieser Methode völlig zu unterdrücken. Auch war dieser Effekt nicht dauerhaft, wie eine Kontrolle der Patienten einige Monate später ergab. Wegen der zweifelhaften Erfolge kommt diese Methode sehr selten zur Anwendung.

Neuraltherapie

Die Neuraltherapie zählt wie die Chirotherapie zu den sogenannten Reflextherapien, die auf der Erkenntnis basieren, daß es möglich ist, durch die Behandlung bestimmter Reflexzonen auf die ihnen zugeordneten Organe zu wirken. Reflexzonen befinden sich an verschiedensten Stellen des Körpers, nicht immer in unmittelbarer Nähe »ihres« Organs.
Die Neuraltherapie beruht auf der therapeutischen Anwendung von Lokalanästhetika. Bis in die 20er Jahre dieses Jahrhunderts dienten Lokalanästhetika ausschließlich der Schmerzausschaltung bei einem operativen Eingriff. Das Ziel der Neuraltherapie, die von den Brüdern Huneke begründet wurde, ist das Aufspüren von sogenannten Störfeldern und die Regulation der Funktionsstörung in den ihnen zugeordneten Körperteilen. Andere Bezeichnungen für diese Behandlungsmethode sind z.B. Infiltrationstherapie, therapeutische Lokalanästhesie (TLA), Heilanästhesie u.a. Die Behandlung erfolgt durch Injektionen von Lokalanästhetika (z.B. Procain, Xylocain). Diese können auf verschiedene Weise injiziert werden – als Quaddeltherapie, als gezielte Injektion in Muskeln oder Gelenke oder in Form einer sogenannten Blockade eines Nervenstrangs.

Zur Behandlung von Tinnitus werden mit einem Lokalanästhetikum Quaddeln im Bereich des Halses und des Kopfes unter die Haut gespritzt. Dies geschieht an verschiedenen Punkten, von denen man weiß, daß man über sie Funktionsstörungen im Bereich des Hörorgans beeinflussen kann. Dabei entstehen unmittelbar unter der Hautoberfläche kleine Bläschen. Die Wahl des Anästhetikums und der genauen Injektionspunkte sind Sache des jeweiligen Therapeuten.
Falls Sie Angst vor Spritzen haben oder sogar schon einmal auf eine Injektion mit einem Kollaps reagiert haben, sprechen Sie dies offen an. Entscheiden Sie gemeinsam mit dem behandelnden Arzt, ob diese Art der Therapie dann überhaupt für Sie in Frage kommt. Auf die Quaddelbehandlung hin können Hautrötungen oder Juckreiz an den Injektionsstellen auftreten. Das ist als Reaktion auf den durch die Behandlung gesetzten Reiz zu sehen.
Falls Sie zu allergischen Reaktionen neigen, müssen Sie das dem Arzt vor der Behandlung mitteilen. Allergische Reaktionen bei einer Neuraltherapie sind zwar sehr selten, aber dennoch sollte man sie nicht außer acht lassen. Solchen Reaktionen kann man vorbeugen, indem über eine kleine Hautquaddel auf der Beugeseite des Unterarms vorab die Verträglichkeit des Lokalanästhetikums überprüft wird.

Stellatumblockade

Eine Sonderform der Neuraltherapie bei der Behandlung des Tinnitus stellt die Blockade des *Ganglion stellatum,* eines Grenzstranges des sympathischen Nervengeflechts, dar.
Da sie nicht ungefährlich ist, sollten Sie sie nur von einem wirklich erfahrenen Therapeuten durchführen lassen. Unter einer Blockade versteht die Medizin die Applikation (Anbringung) einer größeren Menge eines Lokalanästhetikums an eine Nervenwurzel oder einen Nervenstrang des vegetativen Nervensystems. Durch die Blockade des *Ganglion stellatum* wird die Dämpfung der Erregbarkeit im Bereich des Kopfes und im Schulter-Arm-Bereich erzielt.
Da man weiß, daß Ohrgeräusche mit einer krankhaften Erregbarkeit der Sinneszellen verknüpft sind, liegt es nahe, daß diese Therapie gerade bei Tinnitus Anwendung findet. Doch nicht nur bei Tinntius ist die Stellatum-

blockade eine Therapie der Wahl, sondern auch bei Migräne (halbseitigen Kopfschmerzen) oder beim Schulter-Arm-Syndrom.
Als Reaktion auf die Blockade tritt das sogenannte Horner-Syndrom auf. Dabei werden vorübergehend die Augenmuskeln beeinflußt, im Schulterbereich kommt ein Wärmegefühl auf. Doch das ist nur eine vorübergehende Reaktion, die besagt, daß die Blockade »sitzt«.
Wenn nur geringe Mengen des Lokalanästhetikums verwendet werden, kann es auch sein, daß eine solche Reaktion ausbleibt, was aber wiederum nicht heißen soll, daß die Blockade ihren Zweck verfehlt hat!
Die Technik der Injektion und die Art und Menge des Lokalanästhetikums sind natürlich Sache des Therapeuten. Ein gewissenhafter Therapeut wird mit Ihnen vor dem Eingriff die Vorgehensweise und die möglichen Nebenwirkungen besprechen und Sie über alles aufklären.
Wir empfehlen diese Therapie nur zurückhaltend, da sie recht aufwendig ist und bislang wenige gesicherte Erfolge aufweist.

Chirotherapie oder manuelle Therapie

Der Begriff Chirotherapie leitet sich vom griechischen Wort *cheir* für Hand ab.
Diese Untersuchungs- und Behandlungsmethode wird nur unter Zuhilfenahme der Hände durchgeführt.
Der Chirotherapeut stellt zunächst mittels einer manuellen Untersuchungstechnik fest, ob Veränderungen, Fehlstellungen und Funktionsstörungen im Bereich der Gelenke, insbesondere der Wirbelsäule, vorliegen. Danach kann durch gezielte Handgriffe, durch Manipulationen an den betroffenen Gelenken, die bestehende Funktionsstörung beseitigt oder korrigiert werden.
Bei der Behandlung von Tinnitus geht es meist um eine chirotherapeutische Behandlung der Halswirbelsäule. Wie in Kapitel 3 dargelegt, geht Tinnitus oft mit Veränderungen im Bereich der Halswirbelsäule einher.
Ein geübter Chirotherapeut kann durch die spezielle Untersuchungstechnik den Zustand Ihrer Halswirbelsäule genau beurteilen. Dabei sind die ganz kleinen Gelenke zwischen den Wirbeln von Bedeutung, deren Veränderungen und Funktionsstörungen sich auf einem Röntgenbild gar nicht erfassen lassen. Trotzdem ist es bisweilen sinnvoll, eine Röntgenaufnahme

des zu behandelnden Abschnitts zu machen, um mögliche Gegenanzeigen einer Chirotherapie auszuschließen. Diese sind z.B. Frakturen (Knochenbrüche), ein Tumor (Geschwulst), Metastasen (Tochtergeschwülste), entzündliche Prozesse oder eine fortgeschrittene Osteoporose (Knochenentkalkung). Auch Folgen von Abnutzungserscheinungen, die meist als knöcherne Verwachsungen im betroffenen Abschnitt der Halswirbelsäule zu erkennen sind, stellen eine Gegenanzeige dar. All das ist wichtig für den Chirotherapeuten, um beurteilen zu können, ob eine solche Therapie bei Ihnen angewendet werden kann.

Bei der Chirotherapie gibt es zunächst einen lokal wirksamen Behandlungseffekt: Blockaden der kleinen Gelenke zwischen den Wirbelkörpern werden gelöst und bestehende Fehlstellungen somit korrigiert. Diese Behandlung hat auch einen ganzheitlichen Effekt für den Organismus, denn die Wirbelsäule umschließt das Rückenmark, von dem Nerven entspringen, die unseren ganzen Körper versorgen. Diese sind für viele Körperfunktionen verantwortlich, die durch eine solche Behandlung ebenfalls reguliert werden können. Bei der Chirotherapie werden aber auch die Muskeln behandelt, deren Aufgabe es ist, unser Skelett in seiner Stellung zu halten. Sind die Muskeln zu schwach oder aber zu stark angespannt, kann das Deformationen oder Fehlstellungen auslösen. Da starke Verspannungen meist ziemlich schmerzhaft sind, geht der Körper nach einiger Zeit automatisch in eine etwas schiefe Schonhaltung über. Er sucht sich auf diese Weise eine Position, in der die Schmerzen am leichtesten zu ertragen sind. An diese Fehlhaltung kann man sich so gewöhnen, daß man sie gar nicht mehr als unnatürliche Stellung empfindet und lange Zeit damit lebt. Erst durch eine chirotherapeutische Untersuchung wird man darauf aufmerksam gemacht.

Es ist nicht verwunderlich, daß nach einer chirotherapeutischen Behandlung der Fehlstellung diese binnen kurzer Zeit wiederkehrt. Die zu schwachen oder zu starken Muskeln ziehen die Gelenkkörper wieder in ihre alte Fehlstellung zurück – die Wirbelsäule im betroffenen Abschnitt nimmt wieder ihre gewohnte Position ein. Falls das bei Ihnen eintreten sollte, hat das nichts mit mangelndem Können Ihres Therapeuten zu tun, sondern eben mit der alten Gewohnheit Ihres Körpers.

Daher ist es für den anhaltenden Erfolg einer Korrektur sehr wichtig, auch auf die Muskeln zu achten. Am besten ist eine aktive Korrektur durch Krankengymnastik, die hilft, bestimmte Muskeln zu trainieren.

Unterstützend wirken auch Massagen. Wenden Sie sich nur an gute und erfahrene Chirotherapeuten. Am besten wäre es, wenn Ihr Orthopäde selbst solch eine Ausbildung hätte.
Der Therapeut wird auch den Zustand Ihrer Muskulatur in dem betroffenen Bereich beurteilen. Nach der Chirotherapie wird er Ihnen, falls ein ausgeprägter Hartspann der Muskulatur besteht, ein Mittel zur Muskelentspannung verordnen.
Bei einer Kontrolluntersuchung einige Tage später kann er beurteilen, inwieweit die Korrektur der Fehlstellung stabil oder instabil ist. Oftmals ist noch eine zweite Nachkorrektur nötig. Aber Vorsicht: Mehr als drei manipulative Behandlungen im gleichen Bereich innerhalb von etwa zwei Wochen sollten Sie Ihrer Wirbelsäule nicht zumuten!

Massage

Die Massage ist sowohl eine Art Reflextherapie als auch eine manuelle Therapie, sofern sie nur mit den Händen und nicht mit Hilfe eines Wasserstrahls (wie bei der Unterwassermassage) oder von Bürsten und Stäbchen durchgeführt wird. Bei der Behandlung von Tinnitus wirkt die Massage unterstützend: Sie verbessert die Durchblutung im Bereich der Muskulatur des Nackens und des Schultergürtels, sie löst Verspannungen in diesem Bereich.
Bei der Massage werden die Haut und das tieferliegende Gewebe, wie das Bindegewebe und die Muskulatur, behandelt. Dadurch wird der Stoffwechsel in diesen Geweben aktiviert. Die Durchblutung wird verbessert, die Abfuhr von Schlackenstoffen, deren Ansammlung zu Verhärtungen, sogenannten Myogelosen, führen kann, gesteigert.
Der Tonus (der Zustand der Anspannung) der Muskulatur wird normalisiert – bei einem zu schlaffen Muskel ebenso wie bei einem zu verspannten. Außer der Durchblutung wird auch die Zirkulation der Lymphe angeregt (Lymphdrainage).
Reflektorisch, also über einen Reflex, wirken bestimmte Formen der Massage wie die Bindegewebsmassage oder die Reflexzonenmassage auch auf innere Organe. Massage hat zudem eine entspannende Wirkung auf die Psyche. Nicht angewandt werden darf sie bei Hauterkrankungen, bei Verletzungen der Hautoberfläche, bei akuten infektiösen Erkrankungen.

Massage sollte nicht weh tun! Es ist ein Fehler zu glauben, die Wirkung stünde in direktem Verhältnis zum Kraftaufwand des Masseurs. Hier gilt nicht der Satz : »Bös' muß Bös' vertreiben!« Massage sollte stets als angenehm empfunden werden. Insbesondere bei einem Tinnitus, der im Zusammenhang mit einer Funktionsstörung der HWS steht, sollte nur eine leichte Massage erfolgen. Eine zu kräftige Anwendung könnte den Tinnitus sogar verschlimmern.
Eine Wärmeanwendung vor der Massage, in Form von Fangopackungen oder Heißluft, kann ihre Wirkung noch unterstützen. Auch eine Reizstromtherapie kann der Entspannung der Muskulatur dienen.
Die bei uns übliche Art der Massage ist die sogenannte Schwedische Massage. Als medizinische Behandlungsform ist sie erst seit dem vorigen Jahrhundert in Gebrauch. Weitere Formen sind u. a. die Bindegewebsmassage oder die Reflexzonenmassage. Ein Pendant in der asiatischen Medizin ist Shiatsu, eine der Akupressur verwandte Massagetechnik.

Krankengymnastik

Mit Hilfe von krankengymnastischen Übungen werden gezielt einzelne Muskeln oder Muskelgruppen trainiert. Wegen der Auswirkungen auf den Tinnitus interessiert uns hier besonders die Halswirbelsäule. Sie muß durch eine stärkere Muskulatur entlastet und gleichzeitig stabilisiert werden. Solch ein Muskeltraining ist die beste Methode, um auf aktive Weise bestehende Fehlhaltungen zu korrigieren und ihrer Entstehung vorzubeugen. Chirotherapie, Massage und Krankengymnastik als physiotherapeutische Methoden ergänzen sich sehr sinnvoll.
Man sollte jedoch systematisch vorgehen. Lassen Sie zunächst die Halswirbelsäule untersuchen. Liegt eine Fehlstellung der Wirbel vor? Kann diese manualtherapeutisch gelöst werden? Ist der Effekt stabil?
Nach der Manualtherapie ist die Muskulatur im behandelten Bereich meist schmerzhaft, so daß eine anschließende Massage nicht sehr angenehm ist. Empfehlenswert ist vielmehr, etwas zur Muskelentspannung anzuwenden. Dafür gibt es Medikamente (sogenannte Muskelrelaxantien). Sie können auch die schon erwähnte Reizstromtherapie nutzen – oder einfach nur Wärme suchen, auch in Form von Thermalbädern! Wenn der Schmerz etwas abgeklungen ist, was meist einige Tage dauert, ist eine Massage zur

Lockerung der Muskulatur angebracht. Üblich ist ein Zyklus von sechs oder zehn Behandlungen. Erst danach ist Krankengymnastik zu empfehlen. Damit verlassen wir vorerst das Feld der Schulmedizin. Zu ihr gehört auch die Psychotherapie, die ein gewichtiger Faktor in der Therapie des Tinnitus ist. Auf die Psychotherapie kommen wir am Ende dieses Kapitels ausführlich zurück.

Hilfe durch Alternativmedizin

Viele Behandlungsmethoden der Schulmedizin haben beim Tinnitus-Patienten Erfolg. Viele schlagen aber auch völlig fehl. Es ist daher »keinem Patienten zu verübeln, wenn er Hilfe in der Alternativmedizin sucht, die in verschiedenen hartnäckigen Fällen schon erfolgreich war«, wie Prof. Dr. U. Eysholdt von der HNO-Klinik Erlangen schreibt. Unter alternativer Medizin verstehen wir das ganze Spektrum des Therapieangebots von der Sauerstofftherapie über Akupunktur bis hin zu den Regeneresen.

Sauerstofftherapie

Unter der Bezeichnung Sauerstofftherapie werden alle Therapieformen zusammengefaßt, die sich des Sauerstoffs als Medikament bedienen. Dabei handelt es sich um reinen medizinischen Sauerstoff und/oder aktivierte Formen des Sauerstoffs (z.B. Ozon). Ziel dieser Therapie ist es, den Sauerstoff-Stoffwechsel zu aktivieren, den Sauerstoffumsatz zu steigern, die Sauerstoffnutzung im Gewebe zu erhöhen. Es gibt verschiedene Formen der Sauerstofftherapie:

- Hyperbare Sauerstofftherapie (HBO)
- Sauerstoff-Mehrschritt-Therapie (SMT)
- Intravenöse Sauerstofftherapie oder Oxyvenierung
- Hämatogene Oxidationstherapie (HOT)
- Ozon-Sauerstofftherapie

Die HBO ist derzeit die einzige Form der Sauerstofftherapie, die einen durch Studienergebnisse belegten therapeutischen Effekt bei der Behandlung von Tin-

nitus hat. Das gilt vor allem für den akuten Tinnitus, aber auch für den chronischen Tinnitus, sofern er noch nicht allzu lange besteht. Das soll nicht heißen, daß die anderen Formen der Sauerstofftherapie keinen Zweck erfüllen. Nur liegen hierzu bis heute keine eindeutigen Ergebnisse, was die Behandlung des Tinnitus angeht, vor. Sie haben dennoch einen sehr positiven, regenerativen Einfluß auf den ganzen Organismus, wie im weiteren Verlauf zu erfahren ist.

Hyperbare Sauerstofftherapie (HBO)

Ohne Sauerstoff kein Leben. Alle Zellen unseres Körpers benötigen Sauerstoff, um zu funktionieren. Sauerstoffmangel führt zu Funktionsuntüchtigkeit oder Funktionsausfall der Zellverbände oder Gewebe und ganzer Organe. Was hat das mit Tinnitus zu tun? – Bestimmte Erkrankungen führen zur mangelnden Versorgung des Hörorgans mit Sauerstoff. Die Zellen erhalten zu wenig von dem lebensnotwendigen Medium und können ihre Aufgabe nicht mehr einwandfrei ausführen. Diese Funktionsstörung äußert sich unter anderem als Ohrgeräusch.
Sauerstoff wird den Zellen über die Blutgefäße zugeführt. Im Blut ist er an den roten Blutfarbstoff, das Hämoglobin, gebunden. Doch ein geringer Anteil des Sauerstoffs ist auch im Blut gelöst. Die kleinsten Gefäße, die die Gewebe versorgen, heißen Kapillaren. Das Blut in den Kapillaren enthält mehr Sauerstoff als das zu versorgende Gewebe. So haben wir hier ein »Druckgefälle«. Die Folge ist, daß der Sauerstoff von den Kapillaren, wo der Sauerstoffgehalt höher ist, zu den Zellen wandert, die einen niedrigeren Sauerstoffgehalt haben, um das Gefälle auszugleichen. Dies geschieht nach einem physikalischen Gesetz, wonach alle Gase das Bestreben haben, sich gleichmäßig zu verteilen.
Liegt ein Sauerstoffmangel vor, so reicht manchmal dieses Druckgefälle nicht aus, um die Zellen der Gewebe ausreichend mit Sauerstoff zu versorgen. Der Schluß liegt nahe, daß es sinnvoll wäre, den Sauerstoffgehalt im Blut zu erhöhen. Da in der Luft, die wir atmen, der Sauerstoffanteil nur etwa 21% beträgt, ist schon eine Erhöhung des Sauerstoffangebotes gewährleistet, wenn man reinen, also 100prozentigen Sauerstoff einatmet. Aber auch der Druck, unter welchem wir den Sauerstoff einatmen, spielt eine Rolle. Im Hochgebirge leidet der Mensch unter einer Unterversor-

gung mit Sauerstoff. Warum? Die Luft, die wir atmen, ist doch die gleiche geblieben; ob in Meereshöhe oder im Hochgebirge – sie hat immer noch einen Sauerstoffanteil von 21%. Doch was sich in der Höhe verändert, ist der Luftdruck. Er ist niedriger und damit auch der anteilige Sauerstoffdruck. Wiederum liegt der Schluß nahe, daß man das Angebot an Sauerstoff erhöhen kann, wenn man den Druck, unter dem wir ihn einatmen, ebenfalls erhöht.

Das Ergebnis summiert sich gewissermaßen, wenn wir a) reinen Sauerstoff einatmen und b) diesen unter erhöhtem Druck einatmen. Genau dieses geschieht bei der Sauerstoff-Überdrucktherapie oder der Hyperbaren Sauerstofftherapie, kurz HBO genannt.

Wie funktioniert die HBO?

Die HBO findet in einer geschlossenen Kammer statt, die entfernt an ein großes Eisenbahnabteil erinnert. Sie wird in Deutschland in immer mehr Sauerstoff-Zentren und an großen Kliniken angeboten. Ihr Prinzip kommt

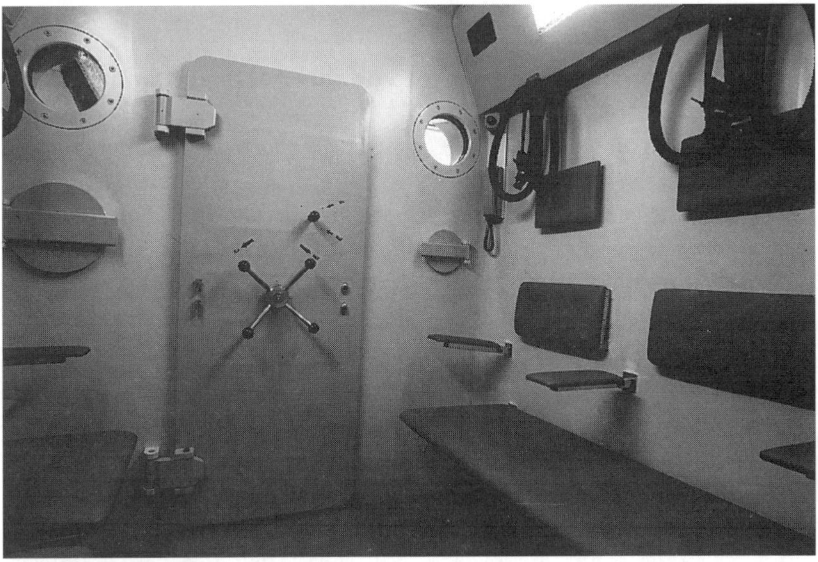

Die Inneneinrichtung einer HBO-Kammer

aus der Tauchmedizin und wird zunehmend auch für die Tinnitus-Therapie verwendet. Die Überdruckkammer bietet mehrere Sitzplätze (Sie sind also nicht alleine). Es gibt kastenförmige, aber auch tonnen- oder röhrenförmige Kammern. In Japan beispielsweise haben die Kammern die Größe (und fast die Behaglichkeit) eines Wohnzimmers. Während der Behandlung können die Patienten lesen oder Musik hören.
Jede Behandlung ist eine »Fahrt«, zu der der Patient die Kammer besteigt. Nach und nach wird der Gesamtluftdruck in dieser Kammer etwa auf das 1,5fache bis 2,5fache des normalen Luftdrucks erhöht. Über eine Maske erhalten die Patienten unter diesen Bedingungen reinen medizinischen Sauerstoff verabreicht. Die Fahrt dauert mit Auf- und Abbauphase eine knappe Stunde.
Um die Anpassung des Körpers an den Überdruck zu erleichtern, finden in manchen HBO-Zentren die ersten Kammerfahrten unter einem etwas niedrigeren Druck statt. Nach den ersten Fahrten wird dann, bei guter Verträglichkeit, der Druck allmählich erhöht.

»Wie beim Tauchen«

Patientin Michaela B. berichtet von ihrer ersten Kammerfahrt

Meine erste Kammerfahrt steht nun bevor. Etwas mulmig ist mir schon zumute. Die Leute hier im Zentrum sind alle sehr freundlich, und fast alle, die zur Behandlung kommen, sind Leidensgenossen – haben auch Tinnitus. Manchen geht es schon besser durch die Sauerstoffbehandlung. Mal sehen, wie es bei mir wird. Ich bin gespannt.
Die Kammer sieht aus wie ein Zugabteil. An beiden Seiten sind je drei Sitzplätze. Über jedem Sitzplatz befindet sich ein Sauerstoffanschluß. Vor dem Einstieg bekommt jeder seine Sauerstoffmaske. Ein netter junger Mann erklärt mir, wie sie aufgesetzt wird. Den Kopf nach vorn, anschnallen, festziehen – dann sitzt sie.
Ja, und jetzt soll ich in die Kammer. Etwas klein ist sie ja schon. Sieht nicht gerade sehr gemütlich aus. Aber die anderen sitzen auch schon drin. Und gut getan hat es ihnen auch, wie sie erzählen. Beim ersten Mal hätte jeder Schwellenangst. Na ja, ich wage es.

Ich setze mich neben eine Frau in meinem Alter. Bei ihr ist es schon die fünfte Fahrt. Unsere Gruppe ist komplett. Die Tür wird von außen geschlossen. Es geht los.
Wir können uns von hier drinnen mit dem jungen Mann, der draußen am Steuerpult die Anlage bedient, über eine Sprechanlage verständigen. Und mein Arzt ist auch da.
»Hallo, wie geht es euch«, kommt die Frage über die Sprechanlage von außen.
»Gut«, brüllen alle zusammen. »Alles klar?« – »Alles klar!«
»Wollen Sie etwas Musik?« – »Oh ja!« Und schon ertönen Klänge aus der aktuellen Hitparade.
Alle haben etwas zum Lesen dabei. Mit der Maske über der Nase und dem Mund kann man sich ja auch schlecht unterhalten. Es dauert etwa 10–15 Minuten, bis der Druck aufgebaut ist. Dann erst sollen wir die Masken aufsetzen. Das Kommando kommt dann von draußen: »So, Sie können die Masken jetzt bitte aufsetzen!« Mit etwas Geschick und Hilfe meiner Nachbarin klappt es auch.
In meinen Ohren spüre ich den Druck steigen, als ob ich beim Skifahren wäre und mit der Gondel auf einen Gipfel fahren würde. Wenn ich schlucke, wird es besser. Vor der Fahrt hat man mir noch Nasentropfen angeboten, aber da ich sonst keine Probleme mit der Nasenatmung habe, mochte ich sie gar nicht nehmen. Manchen Leuten tun sie gut.
Dann wird es still. Das einzige, was man hört, sind unsere Atemgeräusche. Wie beim Tauchen. Aus Kinofilmen kenne ich diese Geräusche – dieses tiefe, ruhige Einatmen und Ausatmen.
Meine Nervosität schwindet allmählich. Ich fühle mich ganz wohl.
Und warm ist es hier drin.
Ich versuche etwas zu lesen. »Alles in Ordnung da drinnen?« kommt die Frage von draußen. Ein dumpfes, allgemeines, durch die Masken verzerrtes »Ja!« kommt als Antwort zurück.
Und dann vergeht die Zeit wie im Flug. Der Druck nimmt kaum merklich, aber stetig ab, und wir hören von außen: »Sie können die Masken jetzt bitte wieder abnehmen.« Ein paar Minuten später wird die Tür geöffnet.
Und die Erde hat mich wieder. Aber schlimm war es überhaupt nicht.
Und mein Tinnitus? Während der Fahrt habe ich gar nicht so sehr auf ihn geachtet, ehrlich gesagt. Jetzt ist er eigentlich genauso wie vor der Fahrt. Oder doch etwas schwächer? Irgendwie ist mir leichter in meinem Kopf. Ich habe das Gefühl, daß es mir gut getan hat und bin zuversichtlich, was die weiteren Fahr-

ten angeht. Ich habe an jedem Wochentag eine, nur am Wochenende ist Pause. Wie gesagt, ich bin optimistisch.

Ist die HBO mit Risiken verbunden?

Um Komplikationen und Nebenwirkungen vorzubeugen, wird vor Beginn einer Überdrucktherapie bei jedem Patienten ein EKG, eine Lungenfunktionsprüfung und, wenn nötig, auch eine Röntgenaufnahme des Thorax (Brustkorb) gemacht. Patienten, deren Lungenfunktion in hohem Maße eingeschränkt ist, wie z.B. Asthmatiker, kommen für diese Art der Therapie nicht in Frage, ebenso Patienten, die an Epilepsie leiden, da durch die Sauerstofftherapie Krampfanfälle ausgelöst werden können.

Weiterhin sind Patienten mit schweren Formen der Herzinsuffizienz sowie Träger von Herzschrittmachern von dieser Therapie ausgeschlossen.

Es empfiehlt sich, bei akut bestehenden Infekten keine Kammerfahrten zu machen. Für diejenigen von Ihnen, die an Klaustrophobie leiden, also Angst in kleinen oder geschlossenen Räumen bekommen, dürfte diese Therapie wohl auch nicht in Frage kommen.

Menschen, die Schwierigkeiten mit dem Druckausgleich haben oder bei denen Behinderungen in der Nasenatmung bestehen, sollten die Teilnahme mit einem HNO-Arzt besprechen.

Neben möglichem Unwohlsein, vorübergehendem Schwindel oder Reizungen des Gehörgangs sind keine ernsthaften Nebenwirkungen zu erwarten. Allerdings kann im Anschluß an eine Kammerfahrt auch eine vorübergehende Verschlechterung der Ohrgeräusche eintreten. Dies ist als Reaktion auf die Therapie zu sehen. Haben Sie trotzdem Bedenken oder gar Angst, wird jederzeit einer der im Sauerstoffzentrum tätigen Ärzte mit Ihnen die erste Kammerfahrt machen. Natürlich wird jede Fahrt von außen per Monitor und Sichtfenster von Fachkräften überwacht; die Fahrt kann auch jederzeit abgebrochen werden.

Die HBO ist eine sehr wirksame Therapieform bei frischem Tinnitus, Hörsturz und akutem Knalltrauma und zumindest erwägenswert für Patienten mit chronischem Tinnitus. Empfohlen werden zehn Fahrten innerhalb von zwei Wochen; in manchen Zentren können Sie auch am Wochende »fahren«. Wird die HBO-Therapie in der akuten Phase, also in den ersten Wochen nach dem Auftreten des Ohrgeräusches, eingesetzt, liegt die

Erfolgsquote im Sinne einer Linderung der Ohrgeräusche und einer Besserung des Hörvermögens bei über 60%. Allerdings ist diese Angabe kritisch zu sehen, da zu diesem Prozentsatz auch der hohe Anteil von Spontanremissionen zu zählen ist.
Dennoch sind die Krankenkassen mittlerweile zur Kostenübernahme bereit, sofern es sich um einen akuten Tinnitus handelt, der also nicht länger als drei Monate besteht.

Sauerstoff-Mehrschritt-Therapie (SMT)

Die Sauerstoff-Mehrschritt-Therapie (SMT) nach dem Dresdner Physikprofessor Manfred von Ardenne hat folgendes Ziel und Wirkungsprinzip: Bei der SMT geht es darum, die durch Alter und belastende Lebensumstände abgesunkene Sauerstoffversorgung der Gewebe für möglichst lange Zeit zu steigern, dem Körper also eine Art Leistungsreserve zu schaffen. Es ist nämlich erwiesen, daß nach einer Sauerstofftherapie noch für längere Zeit Energiereserven im Körper bestehen bleiben, die sich als Steigerung der körperlichen Leistungsfähigkeit bemerkbar machen. Dieser Effekt kann über Monate bis Jahre hinweg andauern. Am ausgeprägtesten ist diese Steigerung bei einem allgemeinen Schwächezustand des Patienten, während bei gesunden Menschen mit ihrem ohnehin schon guten Allgemeinzustand keine übergroße Leistungssteigerung zu verzeichnen ist. Die starke stimulative Wirkung auf das Immunsystem zeigt sich bei der Behandlung von Krebspatienten, so daß mittlerweile die SMT ein unverzichtbarer Teil der ganzheitlich orientierten, biologischen Krebstherapie geworden ist.
Eine direkte positive Wirkung auf den Tinnitus ist durch Studienergebnisse nicht gesichert. Doch hat die SMT, wie auch alle anderen Arten der Sauerstofftherapie, eine allgemein regenerative Wirkung auf den gesamten Organismus und stimuliert die Immunabwehr, wirkt also gewissermaßen vorbeugend gegen Belastungserscheinungen und gegen Streß. Da diese Faktoren mit der Entstehung von Tinnitus ursächlich zusammenhängen (siehe Kapitel 3), ist eine solche aufbauende Maßnahme durchaus sinnvoll.
Die Sauerstofftherapie wirkt über einen Mechanismus, der die Mikrozirkulation, also die Durchblutung in den kleinsten Gefäßen, den Kapillaren, verbessert. Die SMT besteht, wie es der Name schon sagt, aus mehreren

Teilen, mehreren Schritten. Zunächst erhalten Sie eine Mischung aus Vitaminen und Magnesium verabreicht, welche die Sauerstoffaufnahme und die Sauerstoffverwertung im Gewebe verbessern soll. Danach erfolgt das Einatmen von reinem Sauerstoff, meist über eine Maske. Das geschieht zunächst in Ruhe und danach unter körperlicher Belastung, die dem Leistungsvermögen des einzelnen angepaßt wird.
Die Sauerstofftherapie wird in speziell dafür ausgerichteten Zentren durchgeführt. Die Kosten werden in der Regel von den Kassen nicht übernommen.

Intravenöse Sauerstofftherapie oder Oxyvenierung

Bei dieser Form der Sauerstofftherapie erfolgt die Gabe von Sauerstoff direkt in die Vene des Patienten. Die Menge und die Geschwindigkeit der Zufuhr müssen dabei jedem Patienten speziell angepaßt werden.
Es ist wichtig, diese Therapie nur von geübten Händen durchführen zu lassen, da die Technik hierfür sorgsam erlernt sein will. Ob diese Art der Sauerstofftherapie speziell bei Ihnen sinnvoll ist, muß der jeweilige behandelnde Arzt entscheiden.

Hämatogene Oxidationstherapie (HOT)

Bei der HOT wird dem Patienten zunächst eine kleine Menge (60–80 cm^3) Blut abgenommen. Durch einen entsprechenden Zusatz (Natriumcitrat) wird die Blutgerinnung verhindert. Danach wird das Blut mit Sauerstoffgas aufgeschäumt und in einer speziellen Apparatur mit UV-Licht bestimmter Wellenlänge bestrahlt. Dabei entsteht eine aktivierte Form des Sauerstoffs. Das mit Sauerstoff angereicherte Blut wird dann dem Patienten intravenös zurückinjiziert.

Ozon-Sauerstofftherapie

Bei der Ozon-Sauerstofftherapie wird dem Sauerstoff eine kleine Menge Ozon, der eine aktivierte Form des Sauerstoffs darstellt, beigefügt.
Dieses Gasgemisch kann auf verschiedene Art angewandt werden.

Bei der Eigenblutbehandlung wird das dem Patienten abgenommene Blut mit dem Gasgemisch versetzt und dem Patienten wieder eingespritzt. Man kann es aber auch äußerlich als Begasung anwenden. Geringe Gasmengen können überdies injiziert werden.
Bei der Eigenblutbehandlung können durch die Gabe verschiedener Konzentrationen von Ozon mehrere Behandlungsziele verfolgt werden. So dienen geringe Beigaben von Ozon zur Verbesserung der Durchblutungsverhältnisse. Die Fließeigenschaften des Blutes werden positiv beeinflußt, und die Sauerstoffabgabe des Blutes an das Gewebe wird erhöht. Hohe Zusätze von Ozon wirken dagegen keimtötend und werden bei schweren Infektionen und zur Förderung der Wundheilung verwendet.

Wie ist nun die Eignung der diversen anderen Sauerstofftherapien neben der Hyperbaren Sauerstofftherapie für die Tinnitus-Behandlung zu bewerten? Hier hängen die Erfolgsaussichten vom Ausmaß der bestehenden Durchblutungsstörung ab und davon, inwiefern bereits eine Schädigung des Hörorgans eingetreten ist. Es ist sinnvoll, die klassische SMT mit einer der anderen angeführten Therapien zu verbinden, da sie sich gegenseitig in der Wirkung verstärken.
Neben der Sauerstofftherapie bieten sich noch andere alternative Methoden an, auf die nachfolgend eingegangen wird.

Akupunktur

Die Akupunktur hat ihren Ursprung in China, wo zwischen 3000 und 25 v. Chr. das Akupunktursystem entwickelt wurde. Diese Therapie basiert auf der Erkenntnis, daß die Ursache jeder Krankheit eine Blockade im Energiefluß ist. Die Energie – das sogenannte Qi oder Chi (gesprochen Tschi) – fließt in Bahnen (den Meridianen) durch den Körper. Entlang dieser Meridiane liegen die Akupunkturpunkte. Durch die Anregung oder Beruhigung dieser Punkte kann man den Energiestrom beeinflussen, regulieren. Man bezeichnet die Akupunktur auch als eine Regulationstherapie.
Im Falle einer Krankheit kann die Energie nicht frei fließen. Sie staut sich. Manche Teile des Körpers haben zuviel, andere zuwenig davon. Durch die Stimulation der Akupunkturpunkte werden diese Blockaden im Energiefluß aufgehoben. Das »Qi« kann wieder frei fließen.

Die Meridiane sind energetisch mit Organen und Funktionskreisen verbunden. Wenn die Funktionsstörung eines Organs festgestellt wird, reguliert man den Fluß der Energie in dem betreffenden Meridian, führt also dem Organ Energie zu, falls es zuwenig davon hat, oder führt Energie ab, falls ein Zuviel vorhanden ist. Diese Energie ist nicht etwas materiell Erfaßbares – im westlichen Sinne. Die Meridiane entsprechen auch nicht den Nervenfasern oder Blutbahnen unseres Körpers.
Auch im Westen werden die Erfolge der Akupunktur zunehmend anerkannt. Die Behandlung von Tinnitus mittels Akupunktur erfolgt über die bei der jeweiligen Person an der Erkrankung beteiligten Meridiane. Das sind nicht nur diejenigen, die sich im Bereich des Kopfes befinden. Bei der Untersuchung vor der ersten Akupunkturbehandlung wird gewissermaßen ein kompletter energetischer Status Ihres Körpers erhoben. Dort, wo der Therapeut einen Mangel oder einen Überschuß an Energie feststellt, wird therapiert.
Seien Sie also nicht verwundert, wenn auch Nadeln in Ihr Bein gestochen werden, obwohl Sie wegen Ohrgeräuschen zur Behandlung gekommen sind!
Die Wahl des Therapeuten ist wichtig. Es gibt inzwischen immer mehr Ärzte, die eine Ausbildung in Akupunktur haben. Die Anzahl der Behandlungen hängt davon ab, wie Sie auf die Therapie ansprechen – und das kann kein Therapeut voraussehen. Seien Sie also vorsichtig, wenn ein Therapeut sich auf eine bestimmte Anzahl von Sitzungen festlegen will, noch bevor Sie die erste hinter sich haben! Wie bei anderen Verfahren, die regulierend wirken, müssen Sie auch hier mit einer Erstverschlimmerung rechnen. Ein gewissenhafter Therapeut wird Sie darauf aufmerksam machen.
Die Therapie sollte so lange andauern, bis eine Besserung eintritt. Das Symptom muß nicht ganz verschwunden sein. Die Hauptsache ist, man hat etwas in Gang gebracht. *Wie bei allen naturheilkundlichen Methoden gilt auch hier als Ziel: dem Körper helfen, sich selbst zu helfen.*
Auf keinen Fall sollten Sie mehr als 10–12 Akupunktursitzungen in Folge absolvieren. Wenn bis dahin keine Reaktion eingetreten ist, sollten Sie die Behandlung nicht weiter fortsetzen.
Wenn Ihr Leiden schon lange besteht, ist es nicht nötig, ja es ist sogar nicht ratsam, die Sitzungen gehäuft abzuhalten. Es genügen zwei oder drei pro Woche. Der Zeitraum, über den sich die gesamte Behandlungsdauer

erstreckt, sollte allerdings nicht zu lang sein. Also bitte nicht vier Sitzungen vor und die anderen nach dem Urlaub! Das macht kein seriöser Akupunkteur.

Tritt eine Besserung ein, sollten Sie Ihrem Körper etwas mehr Zeit zwischen den Sitzungen geben, also die Zeitabstände vergrößern.

Die Akupunktur setzt ja auch Reize, und der Körper braucht Zeit, um auf diese zu reagieren. Setzt man zu viele Reize in zu kurzen Zeitabständen, erreicht man keine Reaktion, sondern eine Überreizung.

Die eingetretene Besserung kann, muß aber nicht ewig andauern. Dafür kann Ihnen niemand eine Garantie geben. Die Akupunktur ist eine gute und, von geübter Hand durchgeführt, risikolose Therapie. Richtig angewendet, hat sie keine gefährlichen Nebenwirkungen. In den Nadeln ist nichts drin. Der Körper wird also auch durch nichts belastet.

Schon zahlreiche Patienten mit chronischem Tinnitus haben sich einer Akupunkturbehandlung unterzogen. Leider liegen über die Erfolgsrate keine wirklich gesicherten Ergebnisse vor, da diese Therapie noch nicht zu den allgemein üblichen Methoden gehört.

Akupressur

Die Akupressur ist eine Mischung aus Massage und Akupunktur und eignet sich auch zur Selbsttherapie. Dabei werden die gleichen Behandlungspunkte, die bei der Akupunktur mit Nadeln stimuliert werden, durch Fingerdruck massiert. Die Akupressur kann von jedem erlernt werden. Wenden Sie jedoch diese Art der Therapie nur nach Absprache mit einem Arzt oder Therapeuten an. Vorsicht ist auch geboten bei der Eigenbehandlung von Schmerzen. Denn Schmerz ist ein Alarmsignal des Körpers und sollte nicht einfach unterdrückt werden. Es ist vielmehr ein Zeichen, daß irgendwo ein Krankheitsgeschehen in Gang ist, das zur Beobachtung mahnt.

Kinesiologie

Die Kinesiologie ist eine weitere Therapie mit ganzheitlichem Ansatz.

Sie ist der Chiropraktik wie auch der Akupunktur verwandt.

Das Wort stammt vom griechischen *kinesis*, was soviel bedeutet wie

Bewegung. Die Kinesiologie wurde von Dr. George Goodheart, einem amerikanischen Arzt und Chirotherapeuten, entwickelt.
Das Prinzip beruht auf dem Testen von Muskeln durch Druck und Gegendruck zu diagnostischen und therapeutischen Zwecken. Der einfühlsame Kinesiologe kann damit energetische Blockaden und Ungleichgewichte im Körper aufspüren und diese beheben. Dabei
bringt er den Körper durch Einwirkungen wie Massage oder Bürsten bestimmter Zonen wieder in ein energetisches Gleichgewicht, der Organismus wird »ausbalanciert«.
Durch die einfachen und doch sehr präzisen Untersuchungstechniken kann der Therapeut exakt Problemzonen sowie deren Ursachen aufdecken. Mit der Kinesiologie kann man auch »die Muskeln befragen« und feststellen, auf welche Art von Therapie der Körper anspricht. Auch für das Austesten von Allergien eignet sich diese Methode sehr gut.
Bei der Behandlung von Tinnitus berichten die Therapeuten von guten Erfolgen. Verbindliches läßt sich daraus leider noch nicht ableiten, da die Kinesiologie in Deutschland nicht allzu verbreitet ist. Sie ist allemal einen Therapieversuch wert. Sie lernen dabei auch Methoden kennen, um den alltäglichen Streß abzubauen, was ja für jeden von uns sinnvoll ist.

Regeneresen

Diese Therapie gehört ebenfalls noch zu den Außenseitermethoden. Was versteht man unter Regeneresen? Es sind, um den Begründer dieser Therapie, Prof. Dr. Dyckerhoff, zu zitieren, »isolierte organspezifische Ribonukleinsäuren aus Organen und Geweben von Jungtieren oder Föten sowie Ribonukleinsäure aus Hefe«. Das klingt komplizierter, als es ist. Die Ribonukleinsäure RNA ist chemisch eng verwandt mit der Erbsubstanz Desoxiribonukleinsäure DNA. Die RNA steuert den Aufbau von Eiweißstoffen im Zellplasma. Das Wirkungsprinzip der Regeneresen basiert auf der Regulation einer gestörten Eiweißsynthese, wobei den Ribonukleinsäuren eine tragende Rolle zukommt.
Diese Therapie eignet sich für alle Erkrankungen, denen eine Eiweißstoffwechselstörung zugrunde liegt. In erster Linie sind das degenerative Erkrankungen, also Abnutzungserscheinungen jeglicher Art.
Inzwischen gibt es Regeneresen auf RNA-Basis für fast alle Organe und

Gewebe des menschlichen Körpers. Durch die Gabe dieser Substanzen wird speziell die Regenerationsfähigkeit der geschwächten Organe und Gewebe gesteigert. Diese Therapie ist jedoch keine »Frischzellentherapie«! Inzwischen ist die Wirksamkeit dieser Präparate auch in klinischen Studien erwiesen – gerade bei der Behandlung von Tinnitus.
Allgemeine Erfolgsberichte liegen dazu jedoch nicht vor, da es nur einzelne Therapeuten sind, die diese Methode anwenden. Nach einer Studie einer deutschen Universitäts-Klinik wurden Patienten mit akutem und altem Hörsturz, Menière-Krankheit und akutem Knalltrauma zum einen Teil mit einer Standardinfusionstherapie behandelt und zum andern mit Infusionen unter zusätzlicher Gabe (Injektionen in den Gesäßmuskel) von Regeneresen. Dabei zeigte sich eindeutig eine Besserung der Ohrgeräusche bei allen Patienten mit chronischem und akutem Tinnitus, die zusätzlich mit Regeneresen behandelt wurden. Auf die Besserung des Hörvermögens oder des Schwindels hatten die Regeneresen keine so ausgeprägte Wirkung.
Diese Therapie kann jeder naturheilkundlich orientierte Schulmediziner durchführen. Ausschlußkriterien sind lediglich Patienten mit bestehender Gicht oder einer bekannten Allergie gegen tierisches Eiweiß.
Diese Therapie ist also gerade für Patienten mit chronischen Ohrgeräuschen eine Überlegung wert.

Klangtherapie

Bei der Klangtherapie erfolgt, wie der Name schon sagt, die Behandlung mit Musikklängen. Der Patient hört über einen Walkman oder einen CD-Player meist klassische Musik und lernt durch spezielle, auf den Tinnitus abgestimmte eingearbeitete Passagen, die Ohrgeräusche zu überhören. Dabei wird das schon bei den Maskern (siehe Seite 70) erwähnte Phänomen der Verdeckung und der Effekt, das Gehör zu trainieren, genutzt. Die Klangtherapie wurde vom französischen Arzt Prof. Alfred Tomatis entwickelt. Sie kommt nicht nur bei der Tinnitus-Therapie zum Einsatz, sondern auch bei einer ganzen Reihe anderer Krankheiten. Sie steigert die allgemeine Leistungsfähigkeit und dient der geistigen Entspannung in der heutigen Welt der Reizüberflutung. Sie trainiert das Gehör und steigert so die Hörfähigkeit. Für die Behandlung von Tinnitus wurde diese Methode

speziell abgewandelt, und zwar in Hinsicht auf den Frequenzbereich des Tinnitus beim jeweiligen Betroffenen.
Konkret sieht das so aus, daß ein Musikstück in einzelnen Passagen die Frequenz, die dem Tinnitus eines Patienten entspricht, verstärkt und etwas verzerrt wiedergibt. Zu Beginn hören die Patienten diese verzerrten Frequenzen und empfinden das auch als störend. Aber dann wird durch Training des Gehörs erreicht, daß das Harmonische der Musik dieses störende Element übertönt.
Wichtig bei der Wahl der entsprechenden Musikstücke ist, daß sie sehr viele hohe Frequenzen aufweisen. Dafür bieten sich Violinkonzerte an, doch zunehmend finden auch Stücke aus der Unterhaltungsmusik Verwendung.
Auch dies kann den Wünschen des einzelnen angepaßt werden.
Die Musik muß täglich gehört werden. Natürlich hat diese Therapie einen weitaus besseren Effekt bei den Patienten, die ohnehin schon gerne Musik hören. Sie können sich dabei auch herrlich entspannen, was ein sehr wichtiger Aspekt dieser Therapie ist. Das Wichtigste ist jedoch, das Gehirn daraufhin zu trainieren, die disharmonischen Sequenzen, die dem Tinnitus entsprechen, zu überhören zu lernen! Auch die allgemeine Hörfähigkeit bessert sich zusehends.
Die Klangtherapie kann Ihren Tinnitus nicht wegzaubern, aber sie kann ihn erträglicher machen. Ihre Toleranz den Ohrgeräuschen gegenüber wird größer. Mit der Zeit wird Ihre Aufmerksamkeit von den störenden Frequenzen abgelenkt. Und es ist eine sehr angenehme Therapie ohne Nebenwirkungen und Risikofaktoren.
Die Klangtherapie wird derzeit in Düsseldorf einer wissenschaftlichen Prüfung unterzogen.

Homöopathie

Die Homöopathie wurde zu Beginn des 19. Jahrhunderts von Samuel Hahnemann begründet und basiert auf dem Ähnlichkeitsprinzip. Es besagt, daß bestimmte Mittel, die bei einem völlig gesunden Menschen bestimmte Krankheitssymptome auslösen können, bei einem Kranken genau diese Krankheiten heilen können. Die Wirkung hängt nur von der Dosierung ab. Hohe Dosen eines Mittels lösen die Symptome aus, während niedrige

Dosen exakt diese Symptome bekämpfen.
Die Gesamtheit der Symptome in der Homöopathie entspricht dem individuellen Krankheitsstatus eines Menschen. Alles ist von Bedeutung bei der Wahl des richtigen homöopathischen Mittels. Angefangen von Ihren Lebensgewohnheiten, was Sie gerne essen oder trinken, ob Sie lieber Urlaub am Meer oder in den Bergen machen, bis hin zur Frage, wo es Ihnen genau weh tut. Dabei ist die Besonderheit der Symptome entscheidend. Je ungewöhnlicher ein Symptom ist, desto wichtiger ist es bei der homöopathischen Behandlung. Diese Therapie ist also im wahrsten Sinne des Wortes ganzheitlich. Dabei ist natürlich die Erfahrung des Therapeuten von großer Bedeutung, aber auch seine Intuition.
Bei der Behandlung von Tinnitus wird als Heilmittel z.B. Salicylsäure verwendet, als *Acidum salicylicum* in homöopathischer Konzentration. Salicylsäure löst, wie wir in Kapitel 3 erfahren haben, auch Ohrgeräusche aus: Ein Beweis für die Theorie, daß Gleiches mit Gleichem behandelt wird. Es kommt nur auf die Konzentration an. Dasselbe gilt für Chinin. Einerseits löst es Ohrgeräusche aus, andererseits wird es als *Chininum sulfuricum* zur Heilung derselben verwendet. Ein weiteres wirksames Mittel bei Tinnitus, verbunden mit Schwindel und Schwerhörigkeit, ist das Präparat *Vertigoheel.* Hinzu kommen Mittel wie *Cimicifuga,* wenn Tinnitus bei Frauen im Klimakterium auftritt und mit Depressionen verbunden ist, oder *Viscum album* bei hochdruckbedingten Ohrgeräuschen.
Dies sind nur Beispiele. Eigentlich ist es nicht richtig, an dieser Stelle einzelne homöopathische Mittel aufzuführen, die sich bei der Behandlung des Tinnitus als erfolgreich erwiesen haben, denn diese Therapie muß sehr individuell auf jeden einzelnen zugeschnitten werden. Hier gleicht wirklich kein Mensch dem anderen. Es gibt eine ganze Reihe von Büchern, die sich ausführlich mit diesem Thema befassen. (Näheres dazu im Anhang.)

Phytotherapie

Die Phytotherapie oder Pflanzenheilkunde bedient sich der heilenden Wirkung von Pflanzen und deren Auszügen. Bei der Anwendung spielt die volksheilkundliche Erfahrung eine große Rolle, ebenso wie die wissenschaftlichen Analysen der einzelnen Bestandteile und wirksamen Stoffe der verschiedenen Pflanzen.

Zur Phytotherapie gehört eigentlich bereits das Essen roher Pflanzen, z.B. von Gemüse oder Obst. Küchenkräuter enthalten ebenfalls wirksame und heilende Substanzen. Meist jedoch werden Pflanzen als Tee oder alkoholischer Extrakt im Handel vertrieben, nicht zuletzt der Haltbarkeit wegen. Wie bei der Homöopathie gibt es auch hier eine ganze Reihe von Büchern, die sich mit diesem Thema ausführlich befassen (siehe Anhang).
Bei der Behandlung von Tinnitus sind beruhigend wirkende Mittel zu erwähnen, z.B. Baldrian, Melisse, Kava-Kava oder das Johanniskraut, das auch eine stimmungsaufhellende Wirkung hat.
Diese Präparate sind durchaus wirksam und ohne »Chemie«. Sie müssen nur über einen gewissen Zeitraum hinweg eingenommen werden, damit sich ein ausreichender Spiegel im Blut aufbauen kann. Von diesen Mitteln können Sie nicht abhängig werden, was ein großer Vorteil ist. Auch sind keine schädlichen Nebenwirkungen bekannt. Pflanzen, die kreislaufaktiv wirken, eignen sich ebenfalls zur Behandlung von Tinnitus. Dazu gehören Arnika, Ginkgo, Weißdorn oder Roßkastanie.

Laser-Ginkgo-Therapie

Diese Therapie ist eine Kombination der Phythotherapie mit der schulmedizinischen Laser-Therapie bei der Behandlung des Tinnitus. Hierbei erfolgt parallel zur Gabe eines Ginkgo-Medikaments eine Laser-Bestrahlung mit einem sogenannten Low Power Laser. Der Laser wird aus ca. 2 cm Entfernung vom Kopf in Richtung auf das Innenohr gerichtet. Eine Sitzung dauert etwa zehn Minuten. Vor der Sitzung wird den Patienten intravenös das Ginkgo-Präparat verabreicht.
Diese Therapieform wurde längere Zeit hoch gepriesen. Neueste Studienergebnisse deutscher Universitäts-Kliniken stellen jedoch ihre Effektivität in Frage. Es waren insgesamt keine eindeutigen Erfolge zu verzeichnen. Außerdem ließ es sich nicht nachweisen, ob die Laser-Energie in ausreichendem Maße das Innenohr erreichen kann, um dort therapeutisch wirksam zu sein.

Psychotherapeutische Heilmethoden – Entlastung für Ihre Seele

Die moderne Psychoanalyse, die von dem österreichischen Nervenarzt Sigmund Freud begründet wurde, versucht seelischen Problemen dadurch auf den Grund zu kommen, daß verdrängte traumatische Erlebnisse noch einmal durchlebt werden. Die Psychotherapie, die auf die Freudsche Psychoanalyse zurückgeht und eine allgemeine Bezeichnung für alle Formen der psychologischen Behandlung ist, ist hierzulande immer noch mit Vorurteilen behaftet. Viele Menschen denken, wer eine solche Therapie in Betracht zieht, sei irgendwie abgestempelt, gar etwas verrückt. In den USA ist es dagegen völlig selbstverständlich, bei schwierigen oder tieferliegenden Problemen die Hilfe der Psychotherapie in Anspruch zu nehmen.

Es gibt sehr viele psychotherapeutische Heilmethoden. Wer an Tinnitus erkrankt ist, wird keine langwierige Psychoanalyse mitmachen, außer in ganz besonderen Fällen, bei denen jedoch der Tinnitus nicht als therapeutisches Problem im Vordergrund steht. Viele andere psychotherapeutische Verfahren stellen eine wirksame Hilfe bei der Tinnitus-Behandlung dar, ohne daß sie sehr »in die Tiefe« vordringen müssen. Die Therapie soll Ihnen vielmehr innerhalb kurzer Zeit dabei helfen, mit Ihrem Tinnitus besser zurechtzukommen, sich weniger belastet zu fühlen, oder Ihnen wirksame Methoden der Selbsthilfe anbieten.

Die Psychotherapie ist eine sehr breit angelegte Therapieart. Sie gibt dem Patienten auch die Möglichkeit aktiver Mithilfe bei Behandlung und Genesung. Vielleicht ist sie deshalb für viele zu unbequem. Man ist ja sonst als Patient daran gewöhnt, sich behandeln zu lassen – also passiv zu sein. Außerdem soll man auch noch aus sich herausgehen, sich zu vielem, was in einem steckt, bekennen. Sicher kommen dabei manche unangenehmen Dinge zutage. Es kostet Überwindung, sich vor einem Arzt oder Therapeuten seelisch zu »entkleiden«.

Dabei ist die Psychotherapie heute sicherlich eine der effektivsten Methoden, die die moderne Medizin bietet, um eine ganzheitliche ärztliche Hilfe zu leisten. Gerade bei der Behandlung des Tinnitus nimmt sie einen ganz besonderen Stellenwert ein. Da bei chronischem Tinnitus die Therapie nicht darauf ausgerichtet sein kann, dieses Phänomen zum völligen Verschwinden zu bringen, muß das Therapieziel sein, das Leben mit dem Tinnitus erträglicher zu machen.

Wissen Sie eigentlich, daß schon das erste Arztgespräch der Beginn einer Psychotherapie ist? Deshalb haben wir stets darauf hingewiesen, wie wichtig die richtige Arztwahl ist. Denn Vertrauen in den Arzt Ihrer Wahl ist das Allerwichtigste für eine individuell erfolgreiche Therapie. Gerade eine Behandlung, die in Ihr Innerstes, die Seele, eingreift, erfordert eine weitaus größere Akzeptanz und Bereitschaft Ihrerseits, als wenn es sich nur darum handelt, eine Spritze zu bekommen.

Es ist von großem Vorteil, wenn ein Patient die Notwendigkeit einer Psychotherapie erkennt und akzeptiert oder wenn er sie gar selbst vorschlägt und wünscht. Das erhöht die Wirksamkeit der Therapie um ein Vielfaches. Denn dies stellt eine wesentlich günstigere Ausgangsposition dar, als wenn der Arzt den Patienten überreden muß, sich auf diese Weise helfen zu lassen.

Bei einer psychotherapeutischen Behandlung von Tinnitus ist es von Bedeutung, daß das Gehör des Patienten weitgehend intakt ist oder daß eine erhebliche Gehörminderung durch ein entsprechendes Hörgerät ausreichend korrigiert ist. Denn zur Psychotherapie gehört eine ungestörte Kommunikation.

Wir wollen Ihnen im folgenden bekannte und weniger bekannte psychotherapeutische Verfahren kurz erläutern. Betrachten Sie dies als wertfreie Information und nicht als Empfehlung, was denn nun für sie das Beste wäre. Es gibt sehr viele Arten der Psychotherapie, von der Psychoanalyse über andere analytische, dynamische und gruppentherapeutische Verfahren, auf die hier nicht näher eingegangen werden soll. Die wichtigsten psychotherapeutischen Verfahren, die bei Tinnitus zum Einsatz kommen, sind die Gesprächstherapie, Verhaltenstherapie, die Körpertherapie, zu der auch die sogenannten Entspannungsverfahren gehören, und die Selbsterfahrungsgruppen.

Bei der Auswahl sollten Sie sich von Ihrem Gefühl leiten lassen, aber den einzelnen Methoden auch kritisch gegenüberstehen. Es ist Ihre persönliche Angelegenheit, genauso wie es auch Ihr Tinnitus ist, mit dem Sie leben müssen.

Auch wie Sie diese Behandlungen erleben, kann niemand vorprogrammieren oder nachvollziehen. Dabei entstehen ganz persönliche Erfahrungswerte. *Betrachten Sie es am besten als spannend und interessant, etwas mehr über sich selbst durch die eine oder andere Methode zu erfahren.*

Probieren Sie ruhig verschiedene Therapieformen aus, und entscheiden

Sie dann, welche Ihnen persönlich am meisten liegt. Sie müssen die Therapieform annehmen und sich dabei wohl fühlen. Bei den Entspannungstherapien gibt es beispielsweise Verfahren, die mehr mit körperlichem Einsatz arbeiten. Wenn Sie aber kein Anhänger von körperlicher Anstrengung sind, wäre eine solche Form der Therapie nicht für Sie geeignet. Sie sollten auf jeden Fall die gewählte Therapie erst einige Zeit praktiziert haben, bevor Sie urteilen, ob Sie einen Nutzen für sich daraus ziehen können oder nicht. Zu Beginn sollten Sie das Verfahren unter der Leitung eines Therapeuten erlernen und es nicht auf eigene Faust versuchen. Sie gewöhnen sich dabei Disziplin an und haben die Gewißheit, auch technisch richtig vorzugehen. Sie sind eine Zeitlang unter Kontrolle. Auch kann die Arbeit unter solch einer Leitung anspornen, denn Sie werden für Ihre Fortschritte gelobt und somit auch motiviert.

Welches Ziel verfolgen die psychotherapeutischen Verfahren?

Wegzaubern können sie Ihren Tinnitus nicht. Aber sie sollen Ihnen eine Hilfe sein, Ihre Ohrgeräusche besser zu bewältigen, mit Ihrem Tinnitus besser leben zu können. Ein zentraler Punkt ist in diesem Zusammenhang die Erfahrung vieler Betroffener, daß sich Tinnitus unter Streß verstärkt. Viele kennen das: Unter Anspannung, wenn Sie sich besonders belastet oder überfordert fühlen, nimmt der Tinnitus deutlich zu. Einen grundlegenden Aspekt haben alle psychotherapeutischen Verfahren gemeinsam, nämlich einen Zustand der Entspannung herbeizuführen. Ziel ist eine Art energetisches Gleichgewicht im Körper, das es Ihnen ermöglicht, mit den Belastungen, die nun einmal zu jedem Leben gehören, besser umzugehen, sich durch diese nicht aus der Bahn geworfen zu fühlen.

Das geht natürlich nicht von heute auf morgen und ist überdies Trainingssache. Genauso, wie Sie im Fitneß-Studio keinen starken, straffen Körper bekommen, wenn Sie sich nur ein paar Mal an den Geräten betätigen, verlangt auch Ihr Geist ein längeres Training, um den angestrebten Zustand zu erreichen. Und genauso, wie Sie unter verschiedenen Fitneß-Methoden wählen können, sollten Sie auch ganz für sich herausfinden, welche der angebotenen Methoden des geistigen Trainings Ihnen am meisten hilft.

Die Wirkung dieser Verfahren ist ganzheitlich. Über den Körper erzielen sie eine Wirkung auf die Seele – und umgekehrt. Da der Tinnitus als eine psychosomatische Krankheit angesehen wird, bei der seelische Probleme körperliche Störungen auslösen können, kann diese Krankheit auch über die Seele behandelt werden.

Die Medizin kennt heute viele psychosomatische Erkrankungen, die durch seelische Zustände ausgelöst und aufrechterhalten werden können, z.B. Migräne oder Magengeschwüre. Welche Krankheit bei wem zutage tritt, hängt von der speziellen Konstitution des einzelnen ab.
Jeder Mensch hat sein Schockorgan, sein empfindlichstes Organ, das am leichtesten auf allgemeine Befindlichkeitsstörungen reagiert. Der eine bekommt Pickel oder eine Art Nesselsucht bei Aufregung, dem anderen schlägt der Streß auf den Magen – und Sie? Bei Ihnen klingelt es eben im Ohr.
Bei all diesen Erkrankungen kann man (nach Abklärung der körperlichen Ursachen) auf psychotherapeutische Verfahren zurückgreifen.
Diese repräsentieren im wahrsten Sinne des Wortes die ganzheitliche Medizin, die keine Trennung zwischen der Behandlung von körperlichen und geistigen Symptomen kennt. Auch die bereits erwähnte Akupunktur (siehe Seite 89) und die Kinesiologie (siehe Seite 91) können zu diesen Verfahren gezählt werden. Auch hier wird über den Körper an der Seele »gearbeitet«.
Alle Verfahren, die hier beschrieben werden, versuchen, über die Entspannung des Körpers ausgleichend und entspannend auf den Geist, auf die Seele zu wirken.
Dabei ist das Verfahren an sich nebensächlich, wichtig ist der Nutzen, den Sie für sich persönlich daraus ziehen.

Autogenes Training

Das Autogene Training ist eine Methode der Selbstentspannung. Begründet wurde es vom Berliner Psychiater J. H. Schultz.
Dabei versetzen Sie sich durch eigene Suggestionen der Schwere und Wärme in einen entspannten Zustand. Die Suggestionen, also Beeinflussungen, können auch vom Therapeuten kommen. Mittels dieser durch Konzentration herbeigeführten Entspannung können Körper und Seele abschalten, ruhen, sich von Streß erholen. Durch solche Übungen wird das vegetative Nervensystem allmählich »umgepolt«, so daß es nicht mehr unkontrolliert und übermäßig auf Streß reagiert.
Seien Sie nicht ungeduldig. Fordern Sie nicht zuviel von sich selbst. Setzen Sie sich nicht gleich zu Beginn unter Erfolgszwang. Es kann sein, daß Sie die ersten Male überhaupt nicht abschalten können, geschweige denn ent-

spannen. Das macht jedoch nichts. Körper wie Geist brauchen Zeit, um sich umzustellen. Also weitermachen, weitertrainieren. Ein Marathonläufer kann auch nicht ohne Training auf die Strecke gehen. Wenn Sie einmal in diesem Verfahren geübt sind, werden Sie dazu fähig sein, sich binnen kürzester Zeit in einen entspannten Zustand zu versetzen. Sie werden lernen, mit den Reaktionen Ihres Körpers auf negative Reize von außen umzugehen, diese zu lenken, zu steuern. Sie werden insgesamt innerlich ruhiger, ausgeglichener.
Um das Autogene Training zu erlernen, ist es sinnvoll, sich von einem Therapeuten in diese Technik einführen zu lassen. Auch die Volkshochschulen bieten Kurse unter geschulter Leitung an. Wie wäre es mit einem »Schnupperkurs«?

Progressive Muskelentspannung

Die progressive Muskelentspannung ist eine dem Autogenen Training verwandte Methode. Das Ziel ist das gleiche – ein Zustand wohliger Entspannung und der Abbau von Streßfolgen. Diese Methode wurde in den 30er Jahren von dem amerikanischen Psychologen E. Jacobson an der Harvard University begründet. Bei der progressiven Muskelentspannung wird die gesamte willkürliche Muskulatur unseres Körpers nacheinander angespannt und entspannt. Die Methode heißt progressiv, weil die An- und Entspannung fortschreitet, bis alle insgesamt 17 Muskelgruppen entspannt sind. Die Anspannung soll in jeder Muskelgruppe etwa fünf Sekunden angehalten werden. Danach erfolgt die konzentrierte Entspannung.
Es ist eine einfach zu erlernende Methode für jedermann.

Bioenergetik

Die Bioenergetik wurde von Alexander Lowen begründet, einem aus New York stammenden Rechtsanwalt, der noch in späteren Jahren ein Medizinstudium absolvierte. Die Bioenergetik basiert auf der Annahme, daß körperliche Blockaden seelische Störungen auslösen können. Umgekehrt offenbaren sich seelische Störungen am Körper. Seelische Belastung und nervliche Anspannung wie auch deren Verdrängung können im Kör-

per eine Blockade der frei fließenden Bioenergie (Lebensenergie) bewirken. Ein Bioenergetiker kann am Körper ablesen (body-reading), wo solche Blockaden vorliegen. Über das Lösen der Blockaden – durch gezielte körperliche Übungen – befreit man auch den Geist, und die vormals gestaute Energie kann wieder frei fließen.
Die Bioenergetik wird als Einzel- oder Gruppentherapie angeboten.
Sie erfordert neben dem Wunsch, durch eine Art Selbsterfahrung seine Gefühle zu erforschen, auch körperlichen Einsatz!
Der Therapeut beobachtet zunächst den Patienten und stellt dabei fest, ob Gegensätze zwischen dem verbalen und körperlichen Ausdruck vorhanden sind. Wenn zum Beispiel jemand mit finsterer Miene und vor der Brust verschränkten Armen dasitzt und behauptet, er nehme mit Freude am Leben teil, so besteht ein Widerspruch zwischen seinem körperlichen Ausdruck und dem, was er sagt. Der Therapeut weist auf solche Diskrepanzen hin, zeigt Ihnen, wo Ihre Verspannungen liegen, fordert Sie auf, mehr auf ihren Körper zu achten und darauf, was dieser Ihnen sagen will. Er leitet Sie an, Ihre wahren Gefühle zu erkennen und diese zuzulassen. Besonders für sehr disziplinierte Menschen, die sich ständig unter Kontrolle halten oder glauben, immer perfekt sein zu müssen, ist dies eine wertvolle therapeutische Methode. Solche Menschen haben oft Probleme, sich richtig zu entspannen, ihr Leben zu genießen. Viele haben es verlernt, ihre Gefühle zu zeigen, zu weinen. Solche Blockaden können im Laufe der Jahre zu tiefsitzenden Störungen führen, deren man sich gar nicht bewußt ist. Diese Störungen können sich auch in Form von köperlichen Leiden zeigen. Wie heißt es so schön: Es gibt keinen besseren Weg, um sich selbst zu frustrieren, als den eigenen Emotionen Grenzen zu setzen.

Yoga

Yoga ist eine mehrere tausend Jahre alte Lehre, die aus Indien stammt. Durch Yoga wird die Einheit von Körper, Geist und Seele angestrebt. Bewegungsübungen und Atemtechniken werden durch Meditation ergänzt.
Wenn man an Yoga denkt, hat man zunächst diese eigenartig verrenkten Körperübungen vor Augen. Keine Angst, es soll nicht Ihr Ziel sein, sich eines Tages einen Knoten in die Beine machen zu können, sondern Yoga zu Ihren persönlichen Zwecken zu nutzen, nämlich zur Entspannung.

Nach einer Yoga-Übung fühlen Sie sich herrlich entspannt und voller Energie. Probieren Sie es doch einmal aus, z.B. in einem Yogakurs der Volkshochschule.
Seriöse medizinische Untersuchungen haben ergeben, daß es durch konsequentes Durchführen von Yogaübungen möglich ist, auf fast alle Systeme des Körpers Einfluß zu nehmen. Yogis können in einem völlig entspannten Zustand ihren Herzschlag, Blutdruck und sogar ihre Körpertemperatur beeinflussen!
Yoga ist aber nicht als alleinige Therapie gegen chronischen Tinnitus zu empfehlen, sondern als Ergänzung der Behandlung – wie die anderen aufgeführten Entspannungsmethoden.

Atemtraining

Mit jeder Entspannungstechnik ist eigentlich auch eine Art Atemschulung verbunden. Das Atmen ist ein unwillkürlich gesteuerter Vorgang. Wenn wir schlafen, atmen wir ja auch unbewußt.
Leider neigen viele Menschen dazu, ihren Atem ständig zu kontrollieren. Dadurch gehen sie immer mehr von der natürlichen Bauchatmung in die forcierte und unnatürliche Brustatmung über.
Atmung verändert sich durch Emotionen. Wem hat es nicht schon einmal vor Schreck den »Atem verschlagen«? In Zuständen großer seelischer Anspannung vergessen wir manchmal das Ausatmen und schnappen dann nach noch mehr Luft. Nervös bedingte Atemstörungen schleichen sich leicht in das Leben ein, das voller Situationen ist, die uns belasten – ob am Arbeitsplatz oder im Privatbereich.
Der zivilisierte Mensch hat es eigentlich verlernt, richtig zu atmen.
In der Atemtherapie lernen Sie, auf Ihre Atmung zu achten, zu Ihrem natürlichen Atemrhythmus zu finden. Die Atmung wird durch Übungen vertieft und gekräftigt. Richtiges Atmen wirkt sich entspannend und ausgleichend auf den ganzen Menschen aus. Es gibt einige Erkrankungen, die einer speziellen Atemtherapie bedürfen, wie z.B. Asthma oder chronische Bronchitis. Aber auch Stimm- und Sprachstörungen können dadurch erfolgreich behandelt werden. Speziell ausgebildete Atemtherapeuten können eine solche Atemtherapie durchführen, aber auch entsprechend geschulte Krankengymnasten.

Feldenkrais-Methode

Die Feldenkrais-Methode wurde von Moshe Feldenkrais begründet, einem Physiker, der sich durch eine eigene Erkrankung für die Neurophysiologie zu interessieren begann. Dabei entdeckte er, daß sich jeder Mensch mit seinem Ich-Bild identifiziert, welches wiederum von seinen Bewegungen abhängig ist. Wenn man also die Bewegungen eines Menschen verändert, kann man auch sein Ich-Bild beeinflussen.
Diese Methode vermittelt über Körperübungen ein neues Körperbewußtsein. Diese Übungen sind nicht anstrengend, sie sollen Spaß machen, sind also eine Art spielerische Selbsterfahrung mit dem eigenen Körper, die zu einer Zunahme der körperlichen und vor allem auch geistigen Flexibilität führt. Diese Methode wird als Einzel- oder Gruppentherapie durchgeführt. Weitere ähnliche Verfahren der Körperschulung sind die Eutonie und die Alexander-Technik.

T'ai-Chi Ch'uan

Diese fernöstliche Methode der Körperschulung ist bei uns auch unter dem Begriff Schattenboxen bekannt. Alle Arten des Körpertrainings, die der fernöstlichen Kultur entstammen (wie auch das Yoga), haben eines gemeinsam: Über das Körpertraining soll der Geist erreicht werden. Körper, Geist und Seele bilden nach östlicher Philosophie eine Einheit. So kann man über bestimmte Formen der Körperschulung auch den Geist schulen, erziehen.
Die Übungen des T'ai-Chi Ch'uan, kurz T'ai-Chi genannt, werden langsam ausgeführt und bestehen aus einer Reihe von fließend ineinander übergehenden Bewegungsabläufen. Sie machen den Körper geschmeidig, strecken die Muskeln und Sehnen, und Sie lernen, Ihren Körper zu beherrschen. Wichtig ist auch bei dieser Methode das regelmäßige Üben. Sie sollen Spaß haben, sich danach körperlich wohler, beweglicher fühlen. Geist und Seele werden entspannt und bekommen einen richtigen Energieschub. T'ai-Chi wird in Gruppen trainiert, wobei auch Wochenendkurse angeboten werden. Wenn Sie Spaß daran haben und die Technik beherrschen, sollten Sie täglich für sich selbst weiterüben.

Damit verlassen wir das Feld der Körpertherapien und wenden uns weiteren psychotherapeutischen Verfahren zu, die sich bei der Behandlung von Tinnitus bewährt haben.

Verhaltenstherapie

Die Verhaltenstherapie ist ein psychotherapeutisches Verfahren, bei dem zuerst Formen des Fehlverhaltens analysiert werden; danach wird versucht, diese zu modifizieren oder abzubauen. Die Therapie soll Sie dahin bringen, Ihr eigenes Verhalten unter neuen Gesichtspunkten zu sehen, Sie sollen Ihre Reaktionen auf bestimmte Umstände anders ausdrücken oder besser den gegebenen Umständen anpassen. Im Laufe des Lebens schleichen sich bestimmte Denkweisen ein, die Sie auf besondere Art und Weise reagieren lassen. Dabei werden Sie von Ihren Gefühlen geleitet, die geprägt sind von Ihren ganz persönlichen Erfahrungswerten. Manchmal führen Sie diese automatischen Gedankenabläufe in eine falsche Richtung, von der Sie selbt aber nicht das Gefühl haben, sie sei falsch. So können Sie in den Augen der Umwelt in nicht angemessener Weise auf bestimmte Situationen reagieren. Manche Dinge werden überbewertet, andere falsch eingeschätzt. Sie bringen sich dadurch oft in eine schlimmere Lage, als es objektiv notwendig wäre. Das verschafft Ihnen zusätzlichen Streß.
Die Verhaltenstherapie analysiert ihre Denkweise, versucht, Irrwege aufzudecken und Ihnen auf neue, andere Art »die Augen zu öffnen«. So wird die Belastung, die Sie in bestimmten Konfliktsituationen erleben, abgebaut. Das erlöst Sie wiederum vom Streß, den Sie sich selbst durch Ihr Verhalten schaffen. So ist es oft auch mit dem Tinnitus. Sie fühlen sich dermaßen belastet, daß Sie nicht mehr klar denken können. Es kommen Gefühle in Ihnen auf, mit denen Sie nicht umgehen können. Sie verhalten sich den Gefühlen entsprechend, bringen sich aber dadurch in eine Situation, die keinesfalls den realen Umständen entspricht. So können Sie Ängste oder Befürchtungen in Zusammenhang mit Ihrer Krankheit entwickeln, die unbegründet sind. Indem Ihnen der Therapeut Ihre Denkweisen und die dahintersteckenden Gefühle aufdeckt, werden Sie davon befreit und auf eine andere, positive Bahn gelenkt.
Es gibt verschiedene Arten der Verhaltenstherapie, wobei es meist zu empfehlen ist, diese in einer darauf ausgerichteten Klinik durchzuführen.

Mittlerweile gibt es einige Kliniken, die sich auf diese Behandlungsform für Tinnitus spezialisiert haben. Mehr darüber im Anhang.

Biofeedback

Das Biofeedback ist eine Behandlungsmethode, bei der Sie lernen, über die eigentlich unterbewußt gesteuerten vegetativen Funktionen eine Kontrolle auszuüben. Der Patient wird sich mittels eines Biofeedback-Gerätes seiner unbewußten Körperreaktionen bewußt. Es wird ihm verdeutlicht, daß es möglich ist, diese willentlich zu beeinflussen. Die Biofeedback-Geräte können zum Beispiel Ihren Herzschlag, Ihre Atemfrequenz oder den Hautwiderstand messen. Und sie messen, ob es Ihnen gelungen ist, diese Funktionen zu beeinflussen.

Optische oder akustische Signale, die das Gerät sendet, verdeutlichen Ihre emotionalen Spannungszustände und ob es Ihnen möglich ist, sich auf Wunsch zu entspannen. Deshalb wird diese Behandlungsmethode auch oft mit diversen Entspannungtechniken, wie der progressiven Muskelentspannung nach Jacobsen (siehe Seite 101), verbunden. Das Biofeedback-Verfahren kann auch eine verminderte Beachtung des Tinnitus erreichen. Es hilft Ihnen, sich von Ihrem Tinnitus abzulenken.

Das gibt Ihnen mit der Zeit das Gefühl, daß Sie in gewisser Hinsicht die Ohrgeräusche kontrollieren können. Bei Tinnitus-Patienten hat sich gezeigt, daß im Rahmen einer solchen Behandlung die subjektiv empfundene Lautstärke und Unannehmlichkeit der vorhandenen Ohrgeräusche abnimmt. Insgesamt fühlten sich die Patienten von ihrem Tinnitus weniger belästigt.

Diese Methode ist ganz allgemein eine sinnvolle Maßnahme, um Streßerscheinungen entgegenzuwirken, Ihr körperliches und seelisches Wohlbefinden zu steigern. Sie findet auch Anwendung bei verschiedenen psychosomatischen Leiden wie Migräne oder Rückenschmerzen.

Häufigkeit der einzelnen Therapien bei Tinnitus	
Durchblutungsfördernde Mittel	79%
Infusionen, stationär	44%
Infusionen, ambulant	39%
Chirotherapie	42%
Neuraltherapie	23%
Stellatumblockade	15%
Akupunktur	26%
Homöopathie	19%
Vitamin- und/oder Magnesiumgabe	27%
Psychotherapie	13%
Selbsthilfe, Autogenes Training, Yoga	30%
Antidepressiva, Beruhigungsmittel	30%
Andere Methoden	10%

Die Angaben stammen von der Deutschen Tinnitus-Liga, die eine entsprechende Umfrage unter Patienten durchführte.

Die Prozentzahlen besagen, wie viele Patienten von 100 die jeweilige Therapie nutzen, wobei natürlich Mehrfachnennungen möglich sind.

Fallbeispiel:

»Als ob ich in einer Muschel säße«

»Ich habe seit zwei Monaten Tinnitus. Es kam ganz plötzlich an Neujahr. Eine Woche vorher hatte ich eine Mittelohrentzündung und war deshalb auch in Behandlung bei einem HNO-Arzt. Auf einmal hatte ich an jenem Tag im linken Ohr ein Gefühl wie Watte, das Gehör war weg. Und im Ohr hatte ich ein Rauschen, als ob ich in einer Muschel säße, und ein Rasseln und Klingeln. Es war furchtbar. Zwei Tage später ging ich zu meinem HNO-Arzt, der gleich sagte, das sei ein Hörsturz und ich sollte sofort in eine Klinik. Dort würde ich Infusionen bekommen und dort hätte ich Ruhe. Ich war dann zehn Tage lang in der Klinik und erhielt Infusionen. Außerdem nahm ich Tabletten für die bessere Durchblutung ein. Mein Gehör wurde besser, und die Hörfähigkeit steigerte sich von 20 auf 80%. Das Rauschen war durch die Infusionen auch verschwunden, es blieb aber ein hoher, sehr unangenehmer Pfeifton. Der war ständig da. Tagsüber konnte ich das noch ganz gut ertragen, wenn um mich herum etwas los war und ich auch abgelenkt wurde. Aber abends war es schlimm für mich. Ich brauchte immer Musik oder ließ den Fernseher laufen, damit ich es besser

ertragen konnte. Auch zum Einschlafen stellte ich mir Musik an. Nach dem Klinikaufenthalt ging ich gleich wieder arbeiten. Aber als das Geräusch nach drei Wochen trotz der Tabletten noch immer nicht besser wurde, fragte ich meinen Arzt nach weiteren Möglichkeiten. Mein Blut wurde untersucht, ein EEG gemacht und auch eine Computertomographie mit Kontrastmittel. Schließlich meinte der Arzt, ich sollte es mit einer Sauerstofftherapie versuchen. Ich nahm dabei in Kauf, zur Behandlung in ein 100 km entferntes Zentrum zu fahren, wo die Kosten voll von der Kasse gedeckt werden. Während der Therapie ging es mir zuweilen sehr schlecht. An einem Wochenende war der Ton, dieses schreckliche Pfeifen, so laut – ich dachte, ich müßte die Tapeten von den Wänden kratzen. Ich bin schier verrückt geworden. Aber das gab sich dann wieder. Nach der achten Fahrt in der Überdruckkammer kam der Durchbruch. An diesem Abend war der Ton zeitweise ganz weit weg. Das gibt mir Zuversicht. Mal sehen, was die weitere Behandlung bringt.
Meine Erkrankung hat mir zu denken gegeben. Ich arbeite seit zehn Jahren in einer Fabrik, und zwar im Schichtdienst. Wir tragen Hörschutz, jedes Jahr wird vom Betrieb ein Hörtest durchgeführt. Aber ich bin starkem Lärm ausgesetzt. Ich bin an sich – wären nicht diese Ohrgeräusche – ein offener und fröhlicher, sehr aktiver Mensch. Ich gehe oft mit Freunden weg, tanzen und so. Ich bin nicht gern allein zu Hause. Jetzt frage ich mich manchmal, ob ich auch immer ehrlich zu mir selbst war. Ob ich nicht vieles überspielt habe. Ich möchte jetzt etwas ruhiger leben, versuchen, mehr für mich allein zu sein. Außerdem überlege ich, ob ich nicht den Arbeitsplatz wechseln sollte.«

Wilma Z., 34, Arbeiterin, Fulda

Fallbeispiel:

»Auch sonst bin ich verletzlich«

»Meinen ersten Hörsturz hatte ich vor etwa sechs Jahren. Er kam ganz plötzlich. Das Telefon läutete, und als ich abhob und mich meldete, hörte ich auf einmal alles so dumpf – als ob ich Watte im Ohr hätte. Dazu rauschte es im Ohr. Ich suchte damals sofort meinen Hausarzt auf. Er riet mir, mich umgehend in eine Klinik zur Behandlung zu begeben. Das tat ich dann auch. Dort erhielt ich Infusionen unter Zusatz eines Mittels zur Förderung der Durchblutung. Da die *ersten Infusionen keinen Erfolg brachten, wurde das Zusatzmittel geändert. Insgesamt waren es wohl zehn Infusionsbehandlungen. In der ganzen Zeit wurden auch Audiogramme zur Verlaufskontrolle gemacht. Schon während der Behandlung trat eine Besserung ein. Das Gehör wurde deutlich besser, und das Rauschen ließ nach. Eigentlich hatte ich schon vor dem Hörsturz ein leichtes wechselseitiges Rauschen in den Ohren verspürt, doch ich hatte nicht groß darauf geachtet.*

Ein Jahr später erlitt ich den zweiten Hörsturz. Diesmal auf dem anderen Ohr. Ich habe mich danach komplett durchuntersuchen lassen. Aber die Ärzte fanden eigentlich nichts. Nur eine Verkrümmung der Halswirbelsäule haben sie festgestellt. Daraufhin ging ich zum Chiropraktiker, dessen Behandlung mir ebenso gut tat wie die Massagen, die mir verschrieben wurden.

Das Rauschen ist aber heute noch da. Mal auf dem einen, mal auf dem anderen Ohr. Manchmal höre ich etwas mehr und manchmal etwas weniger. Am meisten stört mich, daß ich oft mitten im Gespräch meinen Mann fragen muß, was er denn gesagt habe. Ich habe das Gefühl, daß mein Gehör immer schlechter wird. Früher habe ich gerne Musik gehört, heute ist das ein Problem.

Ich mache jetzt eine Gesprächstherapie. Das tut mir ganz gut, obwohl ich mich dadurch ziemlich gefordert fühle. Ich war viel allein in meinem Leben. Mein Mann hat immer viel gearbeitet und war wenig zu Hause. Die beiden Kinder, die jetzt ihr eigenes Leben leben, habe ich praktisch allein großgezogen. Ich kam mir dadurch etwas vom Leben ausgeschlossen vor. Mein Mann reiste viel. Ich saß allein zu Hause, und da ging mir schon viel durch den Kopf. Anlaß zur Sorge hatte ich nicht, denn mein Mann stand immer zu mir und sorgte für seine Familie. Aber ich kam mir eben so abgeschoben vor. Wenn wir mal eingeladen waren, habe ich mich richtig darauf vorbereitet wie für einen Auftritt. Ich hatte immer Angst, mich zu blamieren, etwas falsch zu machen. Was eigentlich nie eintrat. Ich wurde schon von allen akzeptiert, wie mir erst später klar wurde. Auch sonst bin ich verletzlich. Ich nehme mir immer gleich alles sehr zu Herzen. Ich denke, ich muß alles allein machen, und will es allen recht machen. So war es die ganzen Jahre. Das Verhältnis zu den Kindern ist nicht das beste. Seit sie aus dem Haus sind, haben wir ziemlich wenig Kontakt. Aber seit über einem Jahr ist mein Mann nicht mehr berufstätig. Er kümmert sich sehr um mich und versucht, mit mir viel zu unternehmen.

Durch die Psychotherapie, die ich derzeit mache, habe ich viel über mich erfahren. Es fiel mir anfangs schwer, mir einige Dinge einzugestehen. Und es ist schwer, an sich selbst zu arbeiten, um etwas zu verändern. Doch ich spüre, es tut mir gut – auch im Hinblick auf meine Ohrgeräusche. Ich muß mich einfach mehr um mich selbst kümmern und in dem, was ich denke und fühle, nicht nur von anderen Menschen abhängig sein.«

Gertrud F., 56, Hausfrau in München

6. Wie gehe ich mit der Krankheit um? – Gewinnen Sie Macht über Ihren Tinnitus

Als Krankheit ist hier der chronische komplexe Tinnitus zu verstehen, der sich seit längerer Zeit in Ihr Leben eingeschlichen, sich darin breitgemacht hat, Sie belastet und quält. Ratschläge sind wohlfeil, da Ihnen die Medizin nur begrenzt helfen kann. Aber es gibt Wege und Strategien, trotz Tinnitus ein lebenswertes Leben zu führen. Davon handelt dieses Kapitel.
Niemand kann Ihren Tinnitus nachempfinden. Eigentlich kann Ihnen auch kein anderer helfen in dem Sinne, daß er Ihnen die Krankheit abnimmt, Sie davon erlöst. Aber so ist es doch auch mit vielen anderen Dingen im Leben. Wenn Sie Probleme haben, können Sie sich zwar mit Menschen Ihres Vertrauens austauschen und beraten. Doch was Sie aus den Ratschlägen machen, ist ganz allein Ihre Sache. Das gilt auch für den Umgang mit Tinnitus. Hier müssen Sie Ihren ganz persönlichen Weg finden. Denn jeder Tinnitus ist anders.
Zunächst einige wichtige Tatsachen, die Sie sich immer wieder vor Augen halten sollten:

Erstens: Tinnitus hat nur zu einem sehr geringen Prozentsatz schwerwiegende Ursachen. Es steckt also nur äußerst selten eine ernsthafte oder gefährliche Erkrankung hinter dem Phänomen.

Zweitens: Sie sind nicht allein. Sehr viele Menschen leiden unter Tinnitus, mindestens jeder Zehnte hat schon irgendwann einmal Ohrgeräusche gehabt.

Drittens: Bei einem großen Prozentsatz der Kranken bessern sich die Ohrgeräusche spontan im Laufe des ersten Jahres.

Viertens: Die objektiv gemessene Lautstärke der Ohrgeräusche entspricht nicht dem Ausmaß der persönlichen Belastung. Gleich laute oder leise Ohrgeräusche werden von verschiedenen Betroffenen in unterschiedlichem Maße als belastend empfunden. Das bedeutet, daß bei der

Empfindung die individuelle Toleranzgrenze unterschiedlich ist. *Und auf diese persönliche Toleranzgrenze können Sie Einfluß nehmen.*

Das sind doch gar keine so schlechten Aussichten. Bei jedem dieser Punkte können Sie selbst ansetzen und etwas dazu tun, damit es Ihnen persönlich besser geht.
Denken Sie in kleinen Schritten. Seien Sie mit kleinen Fortschritten zufrieden. Finden Sie sich mit der Tatsache ab, daß Ihr Tinnitus nicht über Nacht verschwinden wird. Versuchen Sie, Ihren Zustand anzunehmen. Kämpfen Sie nicht mehr krampfhaft gegen den Tinnitus. Wenn man ein Problem annimmt, ist es der halbe Schritt zur Lösung. Davonlaufen können Sie nicht. Also heißt es standhalten und in aller Gelassenheit das Beste daraus machen.
Sicher gibt es auch andere Dinge in Ihrem Leben, die Sie stören. Das geht jedem Menschen so. Der eine wäre gerne schlanker, dem anderen gefällt die Form seiner Nase nicht, der dritte schafft es einfach nicht, endlich wieder Sport zu treiben. Aber die Menschen leben damit, einiges davon ändern sie irgendwann, anderes eben nicht. Meistens handelt es sich nicht um objektive Mängel, sondern um etwas, womit Sie bei sich selbst nicht zufrieden sind, was Sie stört. Ist es so nicht auch bei Ihrem Tinnitus? Damit soll Ihr persönliches Leiden keineswegs banalisiert werden, Sie sollten nur versuchen, es weniger wichtig zu nehmen. Man kann sich selbst in einen Katastrophenzustand hochschaukeln, seine eigene kleine Privathölle einrichten.
Besser ist es, Sie akzeptieren sich selbst. So wie der Dicke seinen Bauch hinnimmt oder der andere die krumme Nase oder die gewisse Trägheit. Fangen Sie an, mit Ihrem Tinnitus zu leben, und nehmen Sie ihm so einen Großteil seiner negativen Wirkung. Das ist möglich, wenn Sie die nachfolgenden Tips beherzigen!

- Gehen Sie zum Arzt, und lassen Sie alle gesundheitlichen Probleme abklären. Dann können Sie beruhigt sein, daß nichts Schlimmes in Ihnen schlummert. Und seien Sie dankbar dafür.

- Suchen Sie Kontakt zu anderen Menschen, insbesondere zu anderen Betroffenen. Versuchen Sie, das Problem Ihren Angehörigen zu verdeutlichen. Legen Sie sich eine Kassette mit nachgeahmten Tinnitus-Geräuschen zu, und spielen Sie ihnen diese vor. Machen Sie ihnen so anschaulich wie möglich klar, welche Lautstärke Ihre Ohrgeräusche haben und wie hoch Ihre Belastung dadurch ist.

- Gehen Sie in eine Selbsthilfegruppe. Es gibt sehr viele davon, und ihre Zahl wächst ständig. Sicher gibt es auch eine in Ihrer Nähe. Sie können auch einen Angehörigen mitnehmen – das trägt sicher dazu bei, daß Ihre Familie das Problem noch ernster nimmt.

- Versuchen Sie, sich von Ihren Ohrgeräuschen abzulenken. Bleiben Sie nicht länger als unbedingt nötig von der Arbeit fern, stürzen Sie sich ins pralle Leben. Kranksein wird leicht zur Gewohnheit. Ganz anders ist die Lage natürlich, wenn Sie dermaßen unter den Ohrgeräuschen leiden oder so schlecht hören, daß die Kommunikation mit der Umwelt fast unmöglich ist. Aber geben Sie auch dann nie die Hoffnung auf, daß der Tag X kommen wird, an dem sich alles bessert.

- Beschäftigen Sie sich in Ihrer Freizeit mit einer Sache, die Ihre ganze Aufmerksamkeit in Anspruch nimmt. Wenn Ihnen umgebende Geräusche guttun, verbinden Sie diese Tätigkeit mit Geräuschen, die Ihnen angenehm sind. Lassen Sie z.B. beim Werken oder einer anderen Handarbeit das Radio laufen.

- Nehmen Sie sich aber auch die Freiheit, sich zurückzuziehen, wenn andere Geräusche Sie stören.

- Wenn Sie zu nichts Lust haben, sollten Sie sich von anderen mitziehen lassen. Am besten aber: Werden Sie selbst aktiv, in der Familie, in der Freizeit, mit Freunden. Aller Anfang ist schwer, Sie werden vielleicht fluchen und sich fragen, was das Ganze soll. Aber nach einer Weile sind Sie über den Berg. Dann denken Sie oft gar nicht mehr daran, daß Sie etwas belastet. Halten Sie auf jeden Fall bis zu dieser Phase durch, bevor Sie beurteilen, ob Ihre neue Betätigung Ihnen Ablenkung bringt oder nicht.

- Verbinden Sie die Ablenkung mit Fitneßtraining, und treiben Sie Sport.

- Fassen Sie den Entschluß: »Ab heute geht es mir besser.« Ein weiser

Mann sagte einmal: »Fröhlichkeit muß nicht angeboren sein. Sie kann auf einem festen Willensentschluß beruhen ...« Fassen Sie doch so einen Willensentschluß.

- Tun Sie etwas für Ihre Seele. Denken Sie in Ruhe über sich selbst nach. Was bedrückt Sie in Ihrem Leben? Kann man das ändern? Waren Sie in letzter Zeit zuviel Streß ausgesetzt? Haben Sie sich in der Zeit, bevor die Krankheit ausbrach, zuviel zugemutet? Was für Ziele können Sie sich setzen? Es sollten realistische Ziele sein und keine zu lange befristeten. Wie sehen Sie sich, wie möchten Sie gerne sein? Jeder Mensch trägt in sich ein Selbstbild. Wie sieht das Ihre aus? Was können Sie tun, um dem angestrebten Zustand näher zu kommen, um zufriedener mit sich selbst zu sein? Ganz zufrieden soll man ja nie sein. Das bringt Stillstand. Aber eine Mitte in allem zu finden, das sollte Ihr Ziel sein.

- Kümmern Sie sich ab heute weniger um Ihre Ohrgeräusche, sondern mehr um sich selbst. Tun Sie alles, damit es Ihnen seelisch und körperlich besser geht. Damit steigern Sie Ihre ganz persönliche Toleranz gegenüber dem Tinnitus. *Sie gewinnen Macht über Ihren Tinnitus.*

- Tun Sie doch einfach mal, was Ihnen Spaß macht. Nur Sie selbst, kein anderer braucht einen Nutzen daraus zu ziehen. Machen Sie eine Reise zu sich selbst, in Ihre Vergangenheit, in die Gegenwart. Lassen Sie Ihre Gedanken in einer ruhigen, entspannten Minute einfach kommen und gehen. Lernen Sie sich selbst besser kennen und verstehen. Erfühlen Sie sich bewußt. Was haben Sie für Neigungen und Abneigungen, welche Dinge sind Ihnen wichtig im Leben? Welche Ereignisse haben Sie im Laufe Ihres Lebens geprägt? Welche haben Sie gefordert? Haben Sie das Gefühl, daß Sie zu kurz gekommen sind in Ihrem Leben? Warum? Empfinden Sie darüber Wut oder Trauer? Haben Sie sich durch bestimmte Umstände in Ihrer Entfaltung eingeengt gefühlt? Welche Umstände waren dies? Was macht Ihnen Spaß? Was verabscheuen Sie? Was für Interessen haben Sie? Verfügen Sie über besondere Talente? Haben Sie Freude an Ihrem Beruf? Fühlen Sie sich im Kreise Ihrer Familie wohl?
Welche Rolle nimmt in Ihrem Leben Ihr Beruf ein und welche die Familie oder Partnerschaft? Was bedeuten für Sie Begriffe wie Glück, Zufriedenheit, Erfolg? Haben Sie ein Lebensziel?

Stellen Sie sich einen solchen Fragenkatalog zusammen, und versuchen Sie, diese Fragen so spontan und aufrichtig wie möglich zu beantworten. Sie werden eine Menge über sich selbst erfahren!
Lassen Sie dabei auch Ihre Gefühle zu. Am Ende des Buches finden Sie eine Liste von Büchern, die Ihnen bei dieser Reise zu sich selbst helfen können.

● Lachen Sie öfter! Das gibt Ihrem Seelenleben neuen Schwung. Verschenken Sie jeden Tag ein Lächeln, wie der Meister des positiven Denkens, Dale Carnegie, rät. Sie bekommen es tausendfach zurück und fühlen sich rundum wohler. Nehmen Sie sich selbst an – mit all den guten und schlechten Seiten, die Sie haben. Fangen Sie an, sich selbst zu mögen. Erziehen Sie sich dazu, gelassener zu werden. Das bedeutet nicht, daß Ihnen alles, was um Sie herum geschieht, gleichgültig wird. Aber Sie lernen, die richtigen Schwerpunkte zu setzen. Machen Sie sich das Motto zu eigen: »Gott gebe mir die Gelassenheit, Dinge hinzunehmen, die ich nicht ändern kann. Den Mut, Dinge zu ändern, die ich ändern kann. Und die Weisheit, das eine vom anderen zu unterscheiden.«

Das Tinnitus-Tagebuch

Um Ihre persönliche Situation besser zu erkennen, hat sich das Führen eines Tinnitus-Tagebuchs vielfach bewährt. In diesem Tagebuch sollten Sie vermerken, wie Sie Ihren Tinnitus im Verlauf eines Tages empfinden, wie laut und wie belästigend die Ohrgeräusche sind. Der Arzt oder Therapeut wird Ihnen eine Skala vorgeben, auf der die Grade der empfundenen Lautstärke oder Belästigung genau definiert sind. Tragen Sie einfach zu verschiedenen Tageszeiten, am besten immer um die gleiche Zeit, den jeweiligen Grad der Empfindung ein.
Dadurch gewinnen Sie nach und nach mehr Klarheit über die verschiedenen Faktoren der Außenwelt, die sich auf Ihre Ohrgeräusche auswirken. Sie können die Situationen festmachen, in denen Ihnen der Tinnitus besonders zur Last fällt. So werden Sie bemerken, daß er häufig stärker wird, wenn Sie sich über etwas aufregen, wenn Sie Kummer haben. Andererseits wird die Belästigung vielleicht geringer sein, wenn Sie in einen erfreulichen Tag starten.

Manchmal werden Sie feststellen, wie Sie von Ihrem Tinnitus »überlistet« werden oder wie Sie ihn ausspielen können. Solch ein Tagebuch lohnt sich und macht die Sache spannend. Es hilft auch dem Therapeuten, der daraus nützliche Hinweise für die weitere Behandlung ziehen kann.
Mit dem Tagebuch können Sie festhalten, ob Ihnen das Gläschen Rotwein am Abend guttut, ob sich das Joggen, mit dem Sie endlich begonnen haben, positiv auswirkt oder nicht. Sie können auch entdecken, daß das neue Medikament auf Dauer doch nichts bringt.
Dieses Tagebuch sollten Sie über längere Zeit hinweg führen und mit Ihrem Arzt oder Therapeuten auswerten. Es liefert Ihnen wichtige Anhaltspunkte, ob und wie Sie Ihre Lebensgewohnheiten und Ihr Umfeld ändern müssen, um mit den Ohrgeräuschen besser zurechtzukommen. Bei manchen Betroffenen hat das Tagebuch allerdings einen unerwünschten Effekt: Sie denken öfter an den Tinnitus, als ihnen lieb ist. Wenn Sie zu diesem Kreis gehören, sollten Sie besser kein Tagebuch führen.

Tinnitus-Tagebuch

		morgens	mittags	abends
Montag	L	5	3	8
	B	4	2	8
Dienstag	L			
	B			
Mittwoch	L			
	B			
Donnerstag	L			
	B			
Freitag	L			
	B			
Samstag	L			
	B			
Sonntag	L			
	B			

Für die einzelnen Wochentage wählen Sie bestimmte, gleichbleibende Zeiten und tragen im Rahmen einer Skala Ihrer Wahl (z.B. von 1 bis 10) die Grade für die empfundene Lautstärke (L) und das Ausmaß der Belästigung (B) ein.
(Die Zahlen unserer Grafik sind nur Beispiele.)

Gesunde Lebensführung

Mit einer auf den Tinnitus abgestimmten, gesunden Lebensführung können Sie viel erreichen. Das beflügelt jede der Therapien, die wir in diesem Buch beleuchtet haben, und schützt Sie ganz nebenbei vor vielen anderen Krankheiten. Hier nur einige grundlegende Tips:

Ernähren Sie sich gesund. Die Nahrung liefert uns Energie und wichtige Stoffe zur Erneuerung der Zellen. Es ist gar nicht schwer, auf eine gesunde Ernährung zu achten. Heute ist es möglich, sich selbst in einem normalen Supermarkt mit einer gesunden vollwertigen Kost einzudecken. Vollwertig bedeutet nicht, daß Sie sich ausschließlich von Körnern ernähren müssen. Eine gesunde Mischkost tut es auch. Alle Nahrungsmittel sollen so naturbelassen wie möglich auf den Tisch kommen. Schränken Sie Ihren Fleischkonsum ein. Zweimal wöchentlich Fleisch genügt vollauf. Verzichten Sie auf Schweinefleisch. Geben Sie Geflügel oder Lammfleisch, dem hochwertigsten Fleisch überhaupt, den Vorzug. Schneiden Sie das sichtbare Fett weg. Etwas Fett braucht der Körper, damit gewisse Stoffwechselvorgänge normal ablaufen können. Besonders für den Hormonhaushalt sind die Fette wichtig. Doch diese holt sich der Körper in ausreichendem Maße aus anderen Quellen wie Käse und anderen Milchprodukten oder aus den Ölen, mit denen Sie Ihren Salat anmachen.

Essen Sie zweimal pro Woche Fisch. Verwenden Sie hochwertige pflanzliche Öle zum Kochen und zum Anmachen von Salaten und Rohkost. Nehmen Sie lieber einige kleinere Mahlzeiten zu sich als ein opulentes Mahl.

Essen Sie abends nicht zu spät und nicht zu viel und nach Möglichkeit keine Rohkost, die sonst sehr zu empfehlen ist. Der Darm möchte nachts ebenfalls ruhen, und so wird diese Kost nicht verdaut, bleibt im Darm und setzt Fäulnisprozesse in Gang. Es heißt so schön: Ein Apfel ist morgens Gold, mittags Silber und abends Blei!

Essen Sie nicht, wenn Sie in Eile sind. Nehmen Sie vor der Mahlzeit etwas Rohkost zu sich, oder trinken Sie ein Glas Mineralwasser. Sie haben dann kein so ausgeprägtes Hungergefühl mehr und vermeiden es, zu große Mengen zu vertilgen. Essen Sie langsam. Genießen Sie jeden Bissen. So werden Sie auch mit kleineren Mengen schneller satt. Zwingen Sie sich nicht, Ihren Teller leer zu essen.

Verzichten Sie auf übermäßigen Alkohol- und Nikotingenuß!

Daß Alkohol und Rauchen dem Körper schaden, weiß ein jeder von uns. Die Zigarette nach dem Essen oder zur Tasse Kaffee am Nachmittag oder ab und zu eine gute Zigarre – solange es dabei bleibt, ist nichts dagegen einzuwenden. Auch ein Glas Bier oder Wein ist jederzeit erlaubt. Aber bitte keine Exzesse. Hochprozentiges sollten Sie meiden. Neueste Studien belegen übrigens die vorteilhafte Wirkung von Rotwein – in Maßen natürlich – auf die Herzkranzgefäße.
Seien Sie sich stets bewußt, daß Rauchen und Alkoholkonsum nichts weiter sind als Ersatzbefriedigungen für den Moment. Eine neue, bessere Einstellung zu Ihrem Leben erreichen Sie damit nicht.

Vitamine

Vitamine und Mineralstoffe sind ein beliebter Streitpunkt vieler Wissenschaftler. Schon allein bei den empfohlenen Tagesmengen gehen die Meinungen auseinander. Grundsätzlich sind Vitamine lebensnotwendig: Sie sind an vielen Stoffwechselvorgängen, am Umbau von Nahrungsmitteln in eine für den Körper verwertbare Form, beteiligt.
Der Körper ist auf eine ausreichende Zufuhr von außen angewiesen, da er diese Stoffe nicht selbst herstellen kann. Vitaminmangel kann daher ernsthafte Folgen haben. Risiken einer Überdosierung an Vitaminen sind weitaus seltener.
Man kann davon ausgehen, daß der Vitaminbedarf durch die wachsenden Belastungen der modernen Industriegesellschaft gestiegen ist. Der Körper braucht insgesamt 13 Vitamine – die wasserlöslichen C-Vitamine und die acht Vitamine der B-Gruppe sowie die fettlöslichen Vitamine A, D, E und K. Welche Vitamine darf man sich selbst »verschreiben«? Die Vitamine der B-Gruppe sollten Sie nicht auf eigene Faust einnehmen. Sie haben den Wert eines Medikaments. Sonst kann es sein, daß diese einmal nicht mehr wirken, wenn Sie sie tatsächlich brauchen!
Es gibt einige sinnvoll zusammengestellte Vitaminpräparate auf dem Markt, deren Einnahme mit Sicherheit keine Überdosierung hervorruft. Eine geregelte Einnahme von Vitamin C ist sinnvoll, vor allem bei Menschen, die nicht regelmäßig frisches Obst und Gemüse auf ihrem Speiseplan haben. Es dient als Schutz vor Infektionen und soll in höheren Dosen die Zellen vor Krebs schützen..

Weiterhin sind die Vitamine E und das Beta-Carotin (eine Vorstufe des A-Vitamins) von Bedeutung. Mit diesen Vitaminen tun Sie etwas für Ihr Immunsystem, Ihren Zellstoffwechsel und zum Schutz Ihrer Zellen. Sie sind nämlich sogenannte Radikalfänger, die die Zellen vor den »freien Radikalen« schützen. Diese schädlichen Stoffe entstehen im Körper selbst oder dringen von außen ein. Sie greifen Zellstrukturen an, schädigen diese und können unter anderem auch Krebs erzeugen.

Mineralstoffe

Auch auf die ausreichende Zufuhr von Mineralstoffen sollten Sie achten. Bei stärkerer nervlicher oder körperlicher Belastung ist es sinnvoll, zusätzlich Magnesium einzunehmen. Es wirkt ausgleichend auf das vegetative Nervensystem und entkrampfend auf die Gefäße. Mittlerweile gehört die Einnahme von Magnesium zur Therapie der ersten Wahl bei Durchblutungsstörungen im Bereich der Herzkranzgefäße. Immer mehr wird es auch zur Behandlung von Tinnitus eingesetzt. Kalium und Calcium sind weitere wichtige Mineralstoffe, die der Körper benötigt. Sie sind in den meisten Multivitaminpräparaten enthalten. Bei der Zubereitung unserer Nahrung geht nämlich sehr viel von diesen wertvollen Mineralstoffen verloren. Der tägliche Bedarf wird also auf Dauer nicht gedeckt. Oder trinken Sie täglich 1 l Milch oder essen 200 g Hartkäse, um Ihren täglichen Calciumbedarf zu decken? Dies sind nämlich die dazu erforderlichen Mengen. Für Ihr Immunsystem sind außerdem noch Zink und das Spurenelement Selen von Bedeutung. Auch diese gibt es entweder als Einzelpräparate oder in Kombinationspräparaten in den Apotheken.

Der richtige Schlaf

Das Schlafbedürfnis hat eine große, individuelle Spannweite.
Fühlen Sie sich morgens erholt und ausgeruht, oder könnten Sie noch ewig liegenbleiben? Fällt es Ihnen leicht, mittags zwischendurch einzunicken? Beobachten Sie sich. Es kann sein, daß Sie einfach zu wenig Schlaf bekommen. Am leichtesten erforschen Sie Ihr Schlafbedürfnis im Urlaub. Gehen Sie ins Bett, wenn Sie müde sind, und stehen Sie dann auf, wenn Sie von selbst aufwachen.

Wenn Sie unter Schlafstörungen leiden, was bei Tinnitus häufig der Fall ist, sollten Sie gerade an Ihren Schlafgewohnheiten arbeiten.
Vermeiden Sie es, tagsüber zu schlafen. Gehen Sie erst ins Bett, wenn Sie richtig müde sind. Lesen Sie nicht im Bett, und sehen Sie auch nicht fern. Machen Sie lieber einige Entspannungsübungen. Machen Sie sich nicht verrückt, wenn Sie nicht einschlafen können. Sie können sich nicht zum Schlafen zwingen. Stehen Sie lieber auf, und beschäftigen Sie sich mit irgend etwas, das kann Lesen oder Bügeln sein. Erst wenn Sie müde sind, gehen Sie wieder zu Bett. Wenn Sie nachts aufwachen sollten, stehen Sie lieber auf und tun Sie etwas, als im Bett ins Grübeln zu verfallen.
Falls Ihre Ohrgeräusche Sie am Einschlafen hindern, versuchen Sie, diese zu lindern, z.B: mit Hilfe eines Tinnitus-Maskers (siehe Seite 70). Diese Geräte eignen sich sehr gut als Einschlafhilfe. Oder hören Sie Musik, falls das angenehmer für Sie ist. Manche Patienten empfinden auch das Rauschen des Radios, ohne daß ein Sender genau eingestellt ist, als sehr angenehm zum Einschlafen. Die Musik können Sie auch über kleine Kopfhörer (Walkman) hören, so daß Ihr Partner nicht belästigt wird. Kaufen Sie sich eine Kassette mit meditativer Musik oder entspannenden Suggestionen.
Führen Sie zur Kontrolle ein Schlaftagebuch. So können Sie die Wirksamkeit der einzelnen Einschlafhilfen testen. Verzichten Sie, wenn es irgend geht, auf Schlaftabletten, da Sie davon abhängig werden können. Vor allem in der Anfangsphase der Tinnitus-Erkrankung glauben viele Patienten, ohne Medikamente keine Nachtruhe zu finden. Wenn Sie unbedingt etwas zum Einschlafen brauchen, wählen Sie bitte ein leichtes Mittel auf pflanzlicher Basis, bei dem keine Suchtgefahr besteht.

Sport macht stabil

Verschaffen Sie sich genügend Bewegung. Erstens ist das gut für den Körper und zweitens auch für die Seele. Vor allem Ausdauersportarten tragen viel dazu bei, Streß abzubauen. Außerdem werden der Stoffwechsel gefördert, Schlackenstoffe verbessert abgeführt, Cholesterin- und Harnsäurespiegel gesenkt und somit das Gefäßsystem geschützt. Körperliche Bewegung hat sehr viele Vorteile. Das Herz-Kreislauf-System wird gestärkt, der Blutdruck stabilisiert. Die Atemkapazität der Lungen wird verbessert ebenso wie die Sauerstoffversorgung aller Gewebe und die

Durchblutung. Und neben diesen körperlichen Auswirkungen macht Sport Sie psychisch stabiler und ausgeglichener.

Es gibt viele Arten körperlicher Betätigung, doch am besten zur Steigerung Ihres persönlichen Wohlbefindens und zum Abbau von Streß sind die sogenannten aeroben Sportarten oder Ausdauersportarten. Aerob bedeutet, daß dabei Sauerstoff verwertet wird. Im Gegensatz dazu steht anaerob – ohne Sauerstoffverwertung.

Sie müssen sich aber keineswegs zu einer Sportskanone entwickeln. Ausdauersportarten, die sich anbieten, sind z.B. Laufen, Joggen, Radfahren (auch auf dem Heimtrainer), Schwimmen, Ski-Langlauf oder Seilspringen. Wichtig ist, daß Sie im aeroben Bereich bleiben. Ein Maßstab dafür ist, daß Sie sich während der Ausübung der Sportart noch unterhalten können. Dabei sollen Sie Ihre Muskeln mindestens 12 Minuten ununterbrochen fordern. Diese Zeit ist für das Herz-Kreislauf-System am wirksamsten. Das ist doch nicht zuviel verlangt. Ausschlaggebend ist, daß Sie regelmäßig Sport treiben: mindestens dreimal wöchentlich, am besten aber täglich!

Wenn Sie Probleme mit dem Herzen oder dem Kreislauf haben, sollten Sie sich auf jeden Fall vor dem Einstieg in ein solches Übungsprogramm ärztlich untersuchen lassen.

Die sportliche Betätigung wird sich auch an Ihrem Körpergewicht bemerkbar machen. Für viele von uns ist das Halten des Körpergewichts eine zusätzliche Streßquelle. Wenn Sie im aeroben Bereich trainieren, wird zur Erzeugung von Energie ausschließlich Fett verbrannt. Und das sehen Sie bald auch an Ihrem Körper.

Vergessen Sie dabei bitte die Waage. Denn es kann sein, daß Sie durch Sport sogar zwei bis drei Pfund zunehmen! Das leichtere Fettgewebe wird nämlich abgebaut und durch das schwerere Muskelgewebe ersetzt. Dafür wirkt sich dies aber positiv auf ihre Körperform aus – sie wird z.B. im Hüftbereich schmaler und straffer. Außerdem ist es die Muskelmasse unseres Körpers, die 90% der durch Nahrung aufgenommenen Kalorien verbraucht. Also ist es nur sinnvoll, die Muskelmasse unseres Körpers zu steigern, denn somit wird auch die Menge der Kalorien, die verbrannt werden, gesteigert. Bei Diäten verliert man zu Beginn durch den Flüssigkeitsverlust an Gewicht. Weiterhin wird auch die Muskelmasse abgebaut, also gerade das Gewebe, das die meisten Kalorien verbrennt. Deshalb nimmt man nach einer Diät auch so schnell wieder zu.

Vergessen Sie also Diäten, ernähren Sie sich lieber einigermaßen vernünftig, und treiben Sie etwas Sport. Zusammengefaßt: Sie aktivieren durch regelmäßige sportliche Betätigung ihren Stoffwechsel, vermehren die Muskelmasse Ihres Körpers und steigern so die Fettverbrennung. Ihr Körper wird straffer, Sie steigern Ihr persönliches Wohlbefinden und tun viel zum Abbau von Streß.

Hilfe durch Selbsthilfe

Für viele Tinnitus-Kranke haben sich die Selbsthilfegruppen bewährt. Selbsthilfegruppen sind keine Geheimbünde oder gar Sekten! Hier treffen sich Menschen mit bestimmten gemeinsamen Problemen oder Erkrankungen, um Erfahrungen auszutauschen. Meist fühlen sie sich vom großen Kreis der Außenstehenden nicht genug verstanden. In der Gruppe dagegen finden sie für ihr persönliches Problem Ansprache und Verständnis, häufig gar konkrete Hilfe.

Machen Sie den Schritt in eine Selbsthilfegruppe! Sie sind mit Ihrem Tinnitus plötzlich nicht mehr allein, denn jeder in der Gruppe kann zumindest nachvollziehen, was Sie zu leiden haben. Viele können Ihnen Tips geben, und Sie selbst können anderen helfen.

Diese Gruppenarbeit ist natürlich nicht jedermanns Sache. Sie erfordert Offenheit und das Vermögen, auf andere, zunächst fremde Menschen zugehen zu können. Doch viele Betroffene schwören darauf – und in der Medizin sind solche Selbsthilfegruppen mittlerweile ob ihres unzweifelhaften therapeutischen Erfolgs anerkannt.

Wer jedoch die Gruppe scheut, sollte sich besser auf einen Einzeltherapeuten fixieren, wobei Gruppenarbeit und Einzeltherapie sich nicht ausschließen.

Der Motor für die Selbsthilfe von Tinnitus-Betroffenen in Deutschland ist die Deutsche Tinnitus-Liga (DTL) mit Sitz in Wuppertal. Gegründet wurde sie 1986 von einem Betroffenen. Mitglieder der DTL sind nicht nur Kranke, sondern auch Ärzte und Therapeuten sowie Angehörige. Jeder kann zudem förderndes DTL-Mitglied werden. Wenn Tinnitus heute in der Öffentlichkeit immer mehr ein Begriff wird und als ernsthaftes Krankheitsbild anerkannt wird, so ist das nicht zuletzt der Verdienst der engagierten DTL. Sie hat ständig wachsenden Zulauf, mittlerweile haben sich in fast allen deutschen Großstädten Selbsthilfegruppen gegründet. Adressen finden

Sie im Anhang dieses Buches. Die DTL kann Ihnen auch speziell auf die Behandlung von Tinnitus ausgerichtete Kliniken empfehlen oder HNO-Kliniken, die eine besondere Tinnitus-Sprechstunde eingerichtet haben.

Und die Familie?

Wie vermittle ich das Problem meinen Angehörigen? Es ist für einen Nichtbetroffenen außerordentlich schwierig, sich in die Problematik des Tinnitus hineinzuversetzen. Wie sollte er auch? Eine nicht betroffene Person kann sich kaum vorstellen, was sich in Ihrem Kopf abspielt, wie sich die Geräusche anhören, wie Ihr ganz persönlicher Leidensdruck aussieht. Wenn Sie die Ohrgeräusche wieder einmal plagen, sollten Sie versuchen, Ihrer Familie Art und Qualität der Geräusche anhand anderer akustischer Quellen zu vermitteln. Arbeiten Sie mit Beispielen, verweisen Sie auf den ratternden Motor oder den pfeifenden Wasserkessel oder ein anderes nachvollziehbares Geräusch, das Ihrem Tinnitus am nächsten kommt. Wie schon mehrfach erwähnt, lohnt sich der Kauf einer Kassette mit nachgeahmten Tinnitus-Geräuschen. Spielen Sie diese Ihrer Familie vor – man wird zumindest ansatzweise mitfühlen können, was in Ihnen vorgeht.
Sagen Sie der Familie deutlich, was Sie stört und was Ihnen guttut. Vielleicht empfinden Sie Musik als unheimlich lästig, oder das Läuten des Telefons bringt sie zum Rasen, während es für Ihre Angehörigen völlig normale alltägliche Geräusche sind.
Klären Sie ab, daß Sie jetzt vielleicht etwas mehr Zeit mit sich selbst verbringen wollen, wenn Sie denken, daß Ihnen das guttut.
In der ersten Zeit werden Sie sicherlich den Drang haben, ständig über die Geräusche reden zu müssen. Bitten Sie Ihre Angehörigen um Verständnis dafür und darum, Ihnen zuzuhören. So ist es auch mit anderen Problemen: darüber sprechen ist ein Schritt, um diese zu verarbeiten.
Doch Vorsicht: Es kommt der Zeitpunkt, wo es besser ist, nicht an den Tinnitus erinnert zu werden. Ihre Familie wird Sie vielleicht gerade dann danach fragen, wenn Sie es geschafft haben, nicht auf den Tinnitus zu achten. Und genau durch diese Frage werden Sie wieder daran erinnert, daß das Geräusch doch da ist. Die ganze Sache erfordert also eine gehörige Portion Fingerspitzengefühl. Das Wichtigste ist, miteinander zu reden, und zwar offen, so daß jeder weiß, woran er ist.

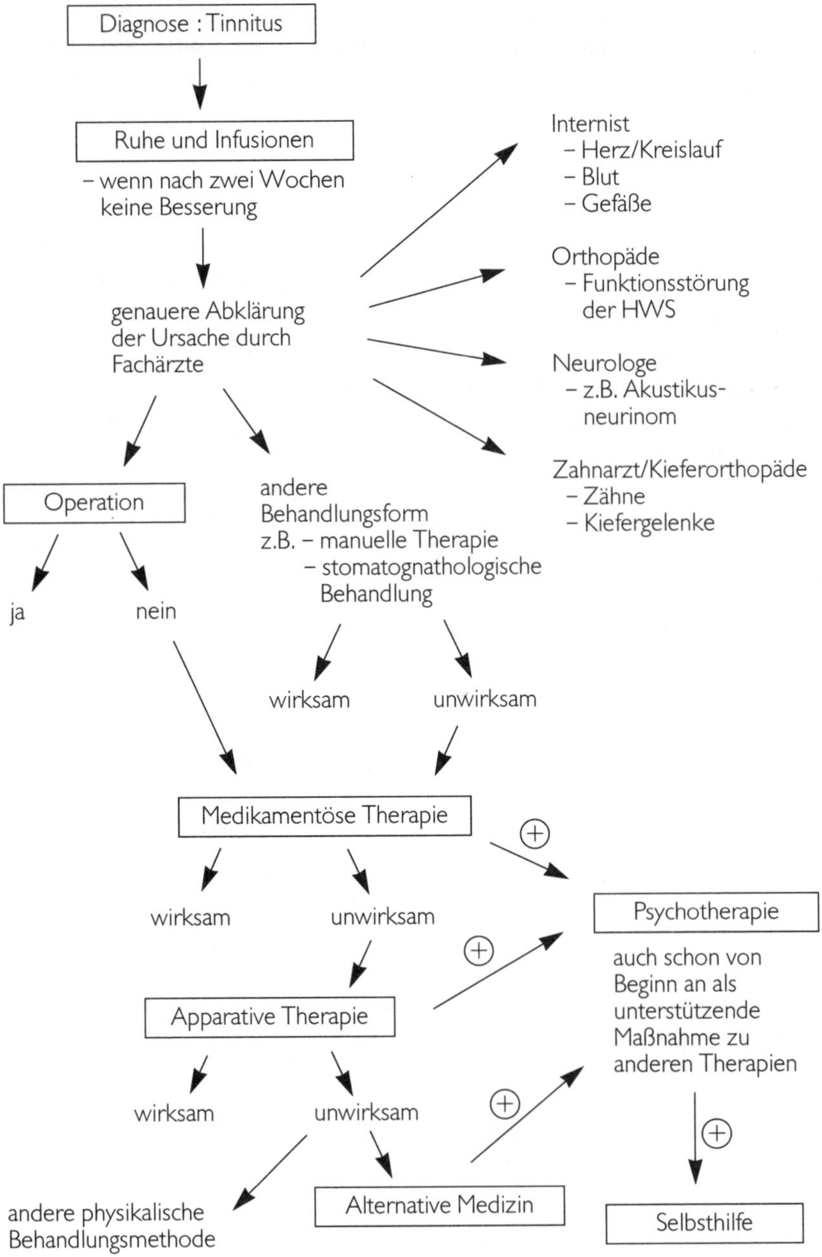
Diagnose : Tinnitus
Ruhe und Infusionen
– wenn nach zwei Wochen keine Besserung
genauere Abklärung der Ursache durch Fachärzte
Internist
– Herz/Kreislauf
– Blut
– Gefäße
Orthopäde
– Funktionsstörung der HWS
Neurologe
– z.B. Akustikus-neurinom
Zahnarzt/Kieferorthopäde
– Zähne
– Kiefergelenke
Operation
ja
nein
andere Behandlungsform
z.B. – manuelle Therapie
– stomatognathologische Behandlung
wirksam
unwirksam
Medikamentöse Therapie
wirksam
unwirksam
Apparative Therapie
wirksam
unwirksam
andere physikalische Behandlungsmethode
Alternative Medizin
Psychotherapie
auch schon von Beginn an als unterstützende Maßnahme zu anderen Therapien
Selbsthilfe

Auch die Angehörigen müssen sich umstellen, mehr Rücksicht nehmen. Wichtig ist, daß man in allem zu einem fairen, geregelten Miteinander kommt, ohne daß Sie mit Ihrem Tinnitus in eine Außenseiterposition geraten. Versuchen Sie also, so gut es geht, am normalen Familienleben teilzunehmen. Ziehen Sie sich von Zeit zu Zeit zurück, wenn Ihnen danach ist, aber machen Sie keinen Dauerzustand daraus.

Wenn Sie in eine Selbsthilfegruppe gehen, schlagen Sie doch Ihren Angehörigen vor, Sie einmal zu begleiten. Sie werden dann mit Sicherheit mehr Verständnis und Unterstützung zur Bewältigung Ihres Tinnitus ernten.

7. Die Krankheit der Könner – Sie gehören einem illustren Kreis an!

Tinnitus ist keine neue Krankheit. In allen alten Kulturen war dieses Krankheitsbild bekannt, ob im Europa der Antike oder in der alten indischen Naturmedizin Ayurveda. Der griechische Arzt Hippokrates, der um 460 v. Chr. geboren wurde, beschäftigte sich mit dem Phänomen Ohrensausen ebenso wie der in Rom wirkende Claudius Galenus (129–199).
Die Bezeichnung Tinnitus geht auf das lateinische *tinnitus* zurück, was soviel wie Klingeln oder Geklingel heißt. Sprachen die Mediziner noch im 19. Jahrhundert von »Sausen« oder »Ohrentönen«, setzte sich in diesem Jahrhundert mit Tinnitus ein Name durch, der für alle Hörwahrnehmungen steht, die keine erkennbare äußere Ursache haben.
Schon die assyrisch-babylonische Medizin sprach in Keilinschriften vom »Singen der Ohren«. Es wurde aber nicht als Erkrankung aufgefaßt, sondern als Botschaft von Geistern und Göttern. Vor allem Knaben wurden daher als Medium für Weissagungen geschätzt, glaubten die Menschen doch, durch sie sprächen die Götter.
In der Medizingeschichte taucht das Phänomen Ohrgeräusche durch die Jahrhunderte hindurch immer wieder auf. Avicenna (Ibn Sina), der islamische Arzt und Philosoph (980–1037), beschäftigte sich ebenso damit wie Paracelsus (1493–1541) in seiner »Grossen Wundarztney«. Er schrieb über das »gedös der oren« oder »oren sausen«.
Auf eine erste wissenschaftliche Grundlage nach heutigem Verständnis wurde die Ohrenheilkunde vom französischen Anatom Guichard Joseph Duverney (1648–1730) gestellt. Er beschäftigte sich ausführlich mit Tinnitus und zog als erster die grundsätzliche Unterscheidung zwischen objektivem und subjektivem Tinnitus. In der Folgezeit wurde das Krankheitsbild nach und nach eingekreist, in Fallbeispielen dokumentiert, schärfer und klarer definiert, ohne daß eine erfolgreiche Therapie davon profitiert hätte. In unserem Jahrhundert immerhin wurden die verschiedenen Techniken verfügbar, um Tinnitus zu messen. Im Jahr 1977 wurden die Masker (siehe Seite70) in die Therapie eingeführt.
Erst seit diesen 70er Jahren wird intensiv und mit allen Möglichkeiten der modernen Medizin geforscht. Seit 1979 finden alle vier Jahre internationa-

le Tinnitus-Kongresse statt, die Forscher tauschen sich weltweit aus. Lange galten die Experten in den USA und Großbritannien als führend, doch mittlerweile treiben auch die Fachleute in Deutschland das Thema auf hohem Niveau voran. Das zeigen die regelmäßigen Tinnitus-Symposien hierzulande und das wachsende Interesse der Ärzte.

Nicht zuletzt dank des Engagements der Deutschen Tinnitus-Liga e.V. wird das Krankheitsbild in der jüngsten Zeit auch von den Medien aufgegriffen.

In der Geistes- und Kulturgeschichte finden sich Beispiel bedeutender Persönlichkeiten, die an Tinnitus litten. Martin Luther (1483–1546) erkrankte 43jährig an heftigem Ohrensausen und Schwindel. Das Ohrensausen sollte ihn bis zum Tod nicht mehr verlassen und ständig quälen. Das beschrieb der große Reformator mit plastischen Worten: »Als brause es mit großer Ungestüm für dem linken Ohr und ganzem linken Backen, wie rauschende Meereswellen, doch noch nicht inwendig des Haupts, sondern auswendig.« In einer Tischrede klagte er sinngemäß: »Niemand glaubt mir, wieviel Qual mir der Schwindel, das Klingen und Sausen der Ohren verursacht.«

Der Schweizer Philosoph Jean-Jacques Rousseau (1712–1778) erlitt wahrscheinlich im Alter von 52 Jahren einen Hörsturz, gefolgt von quälendem Ohrensausen, das ebenfalls bis zu seinem Tod andauerte. In seiner Autobiographie berichtet er, wie ihn die Krankheit überfiel. Er verspürte plötzlich »ein starkes Ohrenbrausen, so daß es wie ein drei- und vierfacher Lärm war, nämlich ein tiefes, dumpfes Sausen, ein helleres Rauschen wie von fließendem Wasser, ein schrilles Pfeifen ...«.

Beim Komponisten Ludwig van Beethoven (1770–1827) führte ein schweres Gehörleiden um 1819 zur völligen Taubheit. Schon vor 1800 hatte sich das Leiden bemerkbar gemacht. Es gibt Hinweise, daß bei ihm zeitweilig auch Tinnitus eine Rolle spielte. So klagte er gegenüber einem Freund über seine »Ohren, die sausen und brausen Tag und Nacht fort. Ich kann sagen, ich bringe mein Leben elend zu ....«.

Ein ähnlich tragisches Schicksal hatte der tschechische Komponist Friedrich Smetana (1824–1884), der 1874, auf dem Höhepunkt seiner Schaffenskraft, von Taubheit befallen wurde. Auch er litt an Tinnitus und beschrieb sein Leiden sehr präzise. So berichtet er von einer Probe, bei der er plötzlich bemerkte, »daß ich in einem Ohr die Töne der höheren Oktave anders gestimmt höre als im anderen Ohre, und daß es mir zeitweise in den verlegten Ohren zu brausen beginnt, als stünde ich in der Nähe eines starken Wasserfalles«. Oder er klagt über »ein Gekreische von Stimmen, das mit einem feinen Zischen beginnt und bis zu einem furchtbaren Geschrei ansteigt, als ob Furien und alle bösen Geister auf mich losfahren würden ...«. Ursache seines Tinnitus, der mit Gehörverlust einherging, war eine fortgeschrittene Lues, an deren Folgen er in Graz starb.

Vom großen spanischen Maler Francisco Goya (1746–1828) ist überliefert, daß er im Alter von 46 Jahren eine mysteriöse Lähmung erlitt und Seh- und Hörstörungen, verbunden mit Tinnitus, bekam. Die Krankheit veränderte Goyas Kunst dramatisch. Er ging dazu über, erschreckende Phantasiebilder zu zeichnen, die er »Los Caprichos« nannte oder »Soplones«, was soviel heißt wie »Ohrenbläser«.

Wenn wir Tinnitus im weitesten Sinne als Hörstörung betrachten, passen auch Persönlichkeiten unserer Tage ins Bild. Ronald Reagan, US-Präsident von 1980 bis 1988, bekannte sich offen zu seiner Schwerhörigkeit und ermutigte andere Menschen, wie er selbst ein Hörgerät zu tragen. Glaubt man den Medien, so ist der Hörsturz zur Massenplage gestreßter Führungskräfte aus Wirtschaft und Politik geworden. Was ein Hörsturz ist, wurde einer breiteren Öffentlichkeit erst durch die Erkrankung des FDP-Politikers Otto Graf Lambsdorff deutlich. Ein Nachrichtenmagazin fragte im Frühjahr 1994: »Ist das Ohrenklingeln eine Managerkrankheit?« »Eher ein Lehrersyndrom«, meinte auf diese Frage Dr. Gerhard Hesse, Leiter der Tinnitus-Klinik im nordhessischen Arolsen unter Hinweis auf den erhöhten Streß dieser Berufsgruppe am Arbeitsplatz. Für Prof. Dr. Dieter Böhmer von der Universitäts-Klinik Frankfurt kommen die Patienten mit Tinnitus dagegen aus allen Schichten: »Das reicht vom stark überlasteten selbständigen Steuerberater mit 30 Mitarbeitern und 800 Klienten bis hin zum ruhigen Rentner.« Natürlich sind laut Böhmer auch Manager darunter und Banker, also Menschen mit einer hohen Verantwortung und entsprechender Belastung. *Den Tinnitus-Typ* gibt es allerdings nicht – es gibt ja auch nicht *den Tinnitus* als einheitliches Krankheitsbild. Immerhin sind für Prof. Böhmer zahlreiche seiner Tinnitus-Patienten »sehr aktive Menschen«. Die Deutsche Tinnitus-Liga spricht von vielen Tinnitus-Betroffenen »als Menschen, die an sich und andere hohe Ansprüche stellen«.

Ob so unterschiedliche Menschen wie Martin Luther, Beethoven, Goya Reagan oder Lambsdorff – Hörstörungen und Tinnitus trafen und treffen viele. Oft die Besten. Es gibt keinen Grund, deshalb an sich zu verzweifeln.

Serviceteil

Literaturverzeichnis

Einigen der folgenden Titel verdanken wir wertvolle Anregungen für dieses Buch. Sie sind auch für Betroffene geeignet, wobei wir zusätzlich Fachbücher aufführen, die denjenigen interessieren könnten, der noch tiefer in die Materie einsteigen möchte.

Dr. Franz-Josef Ganz: »Ohrgeräusche«, Trias-Verlag 1989
(Buch eines Arztes, der selbst unter Tinnitus leidet, für Laien geeignet)

Sven Tönnies: »Leben mit Ohrgeräuschen«, Roland Asanger Verlag 1991
(Für Laien mit dem Schwerpunkt Selbsthilfe und Entspannungsverfahren)

Dr. Richard Hallam: »Leben mit Tinnitus«, Quintessenz-Verlag 1994
(Anleitungen für vom chronischen Tinnitus Betroffene, die schon Erfahrungen mit verschiedenen Therapien gemacht haben; Tips zur Selbstanalyse und Selbsthilfe)

Prof. Dr. Harald Feldmann u.a.: »Tinnitus«, Georg Thieme Verlag 1992
(Ein Standardwerk für Mediziner)

Dr. Gerhard Goebel (Hrsg.): »Ohrgeräusche, Psychosomatische Aspekte des komplexen Tinnitus«, Quintessenz-Verlag 1992
(Umfassende Anleitung zur psychotherapeutischen Behandlung des komplexen chronischen Tinnitus – für Experten und interessierte Laien)

Dr. Monika Frank-Auth: »Hörsturz«, Trias-Verlag
(Beleuchtet verständlich psychosomatische Aspekte der Krankheit, auch bei Tinnitus zu empfehlen)

Dr. Theresia Altrock: »Tinnitus – ganzheitlich behandelt mit Homöopathie und Akupunktur«, Haug Verlag 1992

Rosel Siegel-Bernshausen: »Schlafstörungen«, Heyne-Verlag
(Über Ursachen und Lösungsmöglichkeiten)

Prof. Dr. Peter Plath (Hrsg.): »Lexikon der Hörschäden«, Edition Harmsen 1993
(Gute Erläuterung von Fachbegriffen)

Kathrin Lüdtke: »Besseres Hören«, Ratgeber. Germa Press 1989

Rudolf Blankenhahn: »Hörgeräte-Ratgeber mit Übungsprogramm«, Gustav-Fischer-Verlag

Dr. Wolfgang Schmidbauer: »Der neue Psychotherapieführer«, Goldmann Verlag 1994 (Gute Erläuterung der wichtigsten psychotherapeutischen Methoden, Informationen zur Kostenübernahme durch die Kassen)

Dr. Frederic Vester: »Phänomen Streß«, Deutsche Verlagsanstalt 1976
(Ein für alle lesenswertes Buch über Stress)

Andreas Lukoschik u.a.: »Die richtige Körpertherapie«, Goldmann Verlag 1993
(Die 20 wichtigsten Methoden der Körpertherapie im Überblick)

Hör-Cassetten

»Regulationstraining bei Tinnitus« – Dieses Cassettenset von Dr. Tomas Svoboda und Dr. Arnd Stein bietet sprachliche und nichtsprachliche Suggestionen zur Bewältigung von Ohrgeräuschen. Bezug über den Verlag für therapeutische Medien Dr. Stein & Co oHG, Iserlohn.

»Lärm und Ruhe« – Hör-Cassette der Krankenkasse DAK, Postfach 10 14 44, 20009 Hamburg

Klangstudio Lambdoma, Markgrafenufer 9, Hamm: Das Studio bietet Klangtherapie-Kassetten und Compact Discs auch zur Anwendung bei Tinnitus an.

Eine Auswahl nützlicher Adressen (eine Empfehlung wird mit dieser Auflistung nicht ausgesprochen):

Psychosomatisch arbeitende und auf Tinnitus spezialisierte Kliniken:

Klinik Roseneck, Am Roseneck 6, 83209 Prien/ Chiemsee, Tel. 0 80 51/60 10

Baumrainklinik, Lerchenweg, 57319 Bad Berleburg, Tel. 0 27 51/8 70

Brunnenklinik, Blombergerstr. 9, 32805 Horn-Bad Meinberg, Tel. 0 52 34/ 9 06-0

Kliniken am Burggraben – Klinik Flachsheide – Forsthausweg 1c,
32105 Bad Salzuflen 1, Tel. 0 52 22/39 80

Bosenberg-Klinik, 66606 St. Wendel/Saar, Tel. 0 68 51/1 40

Fachkrankenhaus Bernried, Am Springbrunnen 1,
82347 Bernried, Tel. 0 81 58/25 20

Tinnitus- Klinik Große Allee GmbH, Große Allee 3,
344454 Arolsen, Tel. 0 56 91/5 02 01

Rehabilitationsklinik Werscherberg, Postfach 11 26,
49143 Bissendorf 1, Tel. 0 54 02/40 60

Tinnitus-Sprechstunden an Universitäts-HNO-Kliniken gibt es in:
(Stand Sommer 1994, denn hier herrscht eine starke Fluktuation)

Tübingen, Silcherstr. 5, Tel. 0 70/71 29 39 68
Gießen, Feulgenstr. 10, Tel. 06 41/7 02 29 60
Regensburg
Münster, Tel. 02 51/83 68 11
Mediz. Hochschule Hannover, Tel. 05 11/53 20
Lübeck, Retzeburger Allee 160, Tel. 04 51/50 00
Erlangen, Waldstr. 1
Rostock.

HBO-Zentren:
(Stand Sommer 1994, es entstehen ständig neue Zentren mit Druckkammern)

HBO-Zentrum Mittelrhein, Südstr.19, 53757 St. Augustin, Tel. 0 22 42/20 53 48

Therapiezentrum Promenaden-Kurhotel, Hauptstr. 118
06507 Friedrichsbrunn im Harz, Tel. 03 94 87/4 56

Druckkammerzentrum Hannover GmbH, Lister Krankenhaus, Lister Kirchweg 43,
30163 Hannover, Tel. 05 11/96 56 10

Gesellschaft für hyperbare Medizin, Lichterfelder Ring 195,
12209 Berlin, Tel. 0 30/7 11 10 21

Stiftung Oskar-Helene-Heim, Institut für hyperbare Sauerstofftherapie,
14195 Berlin-Dahlem, Clayallee 229, Tel. 0 30/81 00 41

Schiffahrts-Medizinisches Institut der Marine, Bundeswehr-Krankenhaus Kiel-Kronshagen, Tel. 04 31/54 09 17 60
(Nur bei frischem Tinnitus bis zu einem Monat)

TauchMED, Zentrum für hyperbare Sauerstofftherapie und forschung GmbH & Co KG, Kruppstr. 92, 45145 Essen, Tel. 02 01/22 10 25

St. Joseph-Hospital Laar, Ahrstr. 100, 47139 Duisburg, Tel. 02 03/8 00 11

Klinik für Anästhesiologie der Universität Mainz, Tel. 0 61 31/17 25 15

Westfälisches Institut für Sauerstoff-Therapie GmbH, St. Barbara-Klinik,
59073 Hamm-Heessen, Tel. 0 25 22/96 01 12

Abteilung für Sauerstoffüberdruckmedizin der Stiftung Friedrichsheim, Orthopädische Universitätsklinik Frankfurt, Marienburgerstr. 5–7,
60528 Frankfurt, Tel. 0 69/6 70 53 84

HBO-Zentrum für hyperbare Sauerstofftherapie, Reifenbergerstr. 6,
65719 Hofheim/Taunus, Tel. 0 61 92/50 62

HBOoxybar Privat-Institut für Hyperbare Medizin GmbH, Herzogenstr. 11–15,
67547 Worms, Tel. 0 62 41/92 05 00

Rehabilitionsklinik Klausenbach,
77787 Nordrach-Klausenbach, Tel. 0 78 38/8 22 41

HBO-Institut-GmbH, 89081 Ulm, Oberer Eselsberg 45/1, Tel. 07 31/5 33 33

Die Deutsche Tinnitus-Liga e.V. (DTL)

Erbschlöerstr. 22
Postfach 349
42353 Wuppertal
Tel.: 02 02/24 65 20
Fax: 02 02/4 67 09 32

Die DTL ist eine gemeinnützige Selbsthilfeorganisation gegen Hörsturz und Ohrgeräusche mit über 10 000 Mitgliedern (Stand 1993), darunter vielen Ärzten, Diplompsychologen und Hörgeräte-Akustikern. Selbsthilfegruppen der DTL gibt es in rund 40 deutschen Städten. Das Informationszentrum Wuppertal gibt gerne Auskünfte rund um den Tinnitus. Auf Anfrage ist dort eine kostenlose Informationsbroschüre über die Tätigkeit und die Leistungen der Tinnitus-Liga erhältlich. Als Mitglied in der DTL erhält man die vierteljährlich neu erscheinende Informationsschrift »Tinnitus-Forum«, die als weltweit beispielhaft gilt. Über die DTL kann auch die Kassette mit den simulierten Tinnitus-Geräuschen bezogen werden.